健康零距离丛书

EV71 手足口病防治手册

南京军区疾病预防控制中心·编

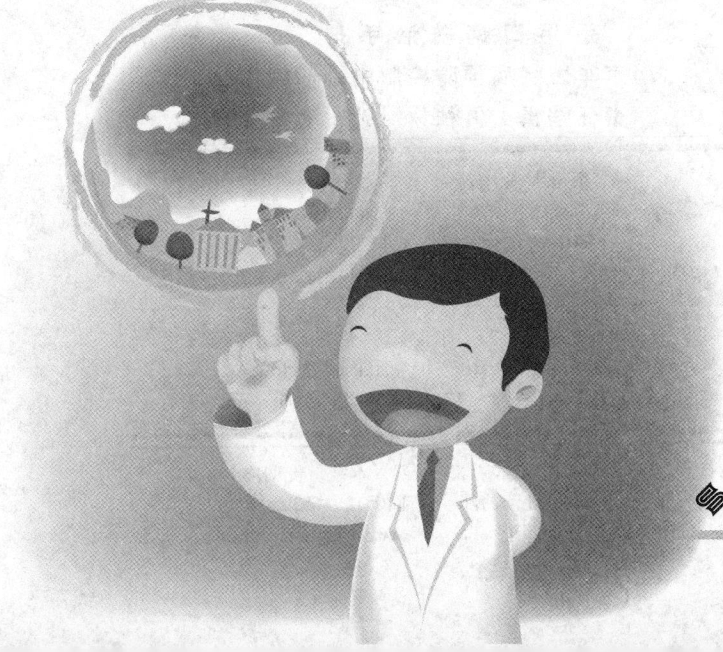

苏州大学出版社

图书在版编目(CIP)数据

手足口病防治手册/王忠灿,尤明春,黎本贵主编;
南京军区疾病预防控制中心编.—苏州:苏州大学出版社,
2008.5(2013.4重印)
(健康零距离丛书)
ISBN 978-7-81137-077-5

Ⅰ.手… Ⅱ.①王…②尤…③黎…④南… Ⅲ.肠道病毒—
感染—小儿疾病—防治—手册 Ⅳ.R725.112.5-62

中国版本图书馆CIP数据核字(2008)第070070号

手足口病防治手册
南京军区疾病预防控制中心 编
责任编辑 何桂林 孙茂民

苏州大学出版社出版发行
(地址:苏州市十梓街1号 邮编:215006)
扬中市印刷有限公司印装
(地址:江苏扬中科技园区东进大道6号 邮编:212212)

开本787mm×1 092mm 1/24 印张4.5 插页1 字数68千
2008年5月第1版 2013年4月第21次印刷
ISBN 978-7-81137-077-5 定价:8.00元

苏州大学版图书若有印装错误,本社负责调换
苏州大学出版社营销部 电话:0512-65225020
苏州大学出版社网址 http://www.sudapress.com

《手足口病防治手册》
编委名单

主　编：王忠灿　尤明春　黎本贵

编　委(按姓氏笔画)：

王长军　王忠灿　尤明春　吴文智　郑纪山

郁兴明　周国华　姜志宽　龚自力　黎本贵

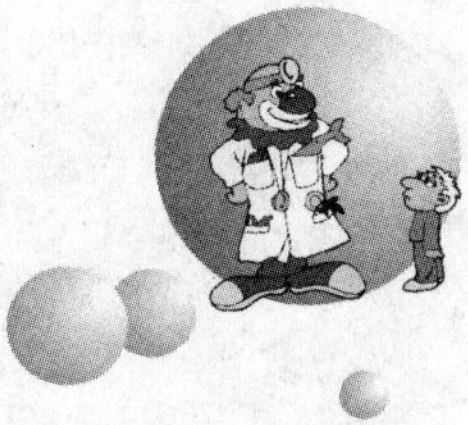

策划人语

人类健康问题永远是个常说常新的话题。随着社会文明的不断发展,人们越来越清楚地认识到，掌握尽可能多的健康保健新知识对于提高自身健康水平有着十分重要的意义。特别是随着社会生活整体水平的提高,越来越多的人已经不再满足于以往的只要活着就行的生存标准，而是对自己的生活质量提出了越来越高的要求。活着,而且要活得健康长寿,已成为我们这个时代的共同目标。因此,联合国向全球提出了一个响亮的口号：“千万不要死于无知！”按照人体科学发展观来说,人应该是老死,而不是病死,但事实上,无论是过去还是现在,特别是在发展中国家,在社会文化欠发达的国家中,真正老死的人微乎其微,绝大多数人是病死的,是死于无知,死于保健知识的匮乏。这是人类的悲哀。近年来,越来越多的科研人员潜心于普及健康保健知识,一些发达国家对健康保健提出了许多新的理念,出版了不少优秀的健康保健知识图书。无论是国外还是国内,人们对健康保健读物的需求正在悄悄地增长。这也是我们编写出版这套《“千万不要死于无知”健康新视野知识丛书》的初衷。

本丛书主要从人体保健必备知识的几个侧面来策划编选,即：大众健康教育与公共卫生知识普及;突发卫生事件应对常识;平衡饮食,有氧运动和健康心理养成等。其中的"平衡饮食,有氧运动和心理状态"也是维多利亚"国际营养卫生保健大会"向全世界提出的健康保健宣言的主要内容。

我们初步设想把这套书做成一个永久开放性的丛书,不限数量,不限时间,只要有好的优秀的健康教育图书,随时可以放在这个丛书中来出版。

本丛书由南京军区疾病预防控制中心策划编选,其以往在医学科学研究中取得的累累硕果和在公共卫生突发事件应对上积累的丰富经验以及强劲的人才实力,都将是本丛书取胜的可靠保证。

祝愿所有热爱生活的人们健康快乐,青春永驻!

目录

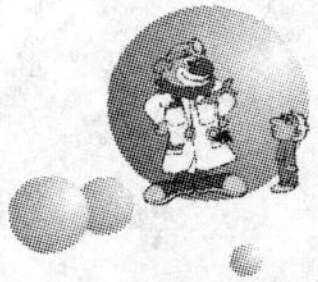

前言

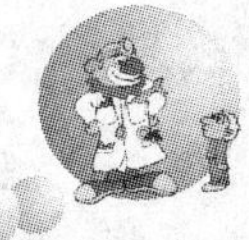

手足口病是由肠道病毒引起的传染病，多发生于婴幼儿，成人也可感染。该病可引起手、足、口腔等部位的疱疹，个别患者可引起心肌炎、肺水肿、无菌性脑膜炎等并发症。手足口病被发现的历史不算太长，但它传染性强，传播途径复杂，流行强度大，传播快，短时间内造成危害和影响，不能不引起人们的高度警觉。

“知己知彼，百战不殆。”要战胜敌人，必须首先了解对手。让大众认识手足口病，知其厉害、防其危害、攻其要害，做到群防、群控，才能使广大民众在这场科学防治手足口病的战役中发挥主力军作用。在这场围剿 EV71 病毒大战拉开战幕的第一时间里，南京军区疾病预防控制中心本着对突发公共卫生事件的高度敏锐性和对人民群众无限关爱的责任心，赶写了这本旨在宣传防治手足口病知识的科普小册子。相信本书的公开出版会在一定程度上对这场手足口病防治战役发挥积极的作用。

极为难得的是，本书的出版单位——苏州大学出版社的领导和全体员工，对本书的出版倾注了极大的热情，给予了全力支持，在此一并致以衷心的感谢。考虑到编写时间的紧迫，唯恐字里行间会出现难免的错误，我们诚恳地希望热心的读者提出批评,当在再版时予以纠正。

“金猴奋起千钧棒,玉宇澄清万里埃。”只要我们万众一心,提高认识,积极防范,做到早预防、早发现、早隔离、早治疗,手足口病是可防可治的,健康的主动权掌握在你我自己手里。

编　者

2008年5月18日

引 言

阜阳,地处皖西北的黄淮大平原南端,是一座人文荟萃、人杰地灵的历史文化名城。这里是春秋时期政治家管仲的故里,还诞生了鲍叔牙、吕蒙、刘福通等历史名人。中国文学史上"唐宋八大家"中的欧阳修、苏轼都曾在这里为官多年。但是,近来的阜阳在媒体上却掀起了别样的涟漪。

点击媒体披露的信息,我们看到这样一张时间表:

2008年3月上旬收治儿童"怪病"患者;
3月27日第一例病患儿童死亡;
3月28日又有第二、三例病患儿童死亡;
3月29日继续出现第四、五例病患儿童死亡;
3月31日上报安徽省卫生厅;
4月13日卫生部专家抵达阜阳;
4月15日当地媒体首次公开"呼吸道疾病"病情;
4月23日确诊为肠道病毒EV71感染;
截至5月2日24时,阜阳市累计报告手足口病3736例,死亡22例。

阜阳到底发生了啥?

公元2008年3月上旬，安徽省阜阳市几家医院陆续收治了以发热伴口腔、手、足、臀部皮疹为主的患者,少数伴有脑、心、肺严重损害。其中阜阳市第一人民医院在3月27~31日陆续收治5名临床表现为重症肺炎的患儿,均经抢救无效死亡。这一异常情况引起了临床医生的警觉,医院及时向阜阳市疾控中心报告。安徽省卫生厅于3月31日接到报告后,立即派遣省专家组赶赴现场调查,组织临床、检验、流行病专家对死亡病例进行了会商,排除了非典、禽流感、猪链球菌感染等疫情,但未能明确病因。4月15日,安徽省卫生厅报告国家卫生部。卫生部对上述疫情高度重视,立即派出流行病学、实验室检测和临床专家赴阜阳疫情现场,开展流行病学调查和现场防治工作。经国家、省、市联合专家组进行多次认真讨论,根据病例的流行病学特征、临床表现和实验室检测结果,4月23日16时左右,阜阳市不明原因疾病被正式确定为手足口病,由肠道病毒EV71感染所致。很快，有关EV71型手足口病的消息在媒体和社会各界中不胫而走。

阜阳的疫情拉响了全民应对手足口病的警报。

第一章

什么叫手足口病

手足口病(Hand-foot-mouth disease, HFMD)是婴儿和儿童的一种常见疾病,是由肠道病毒感染引起的临床症候群,具有临床表现多样的特点。多数病例临床表现较轻,以发热和手、足、口腔等部位的皮疹或疱疹为主要特征;少数病例出现呼吸系统、中枢神经系统损害,引起脑炎、心肌炎、肺水肿、弛缓性麻痹等症状,个别重症患儿病情进展快,导致死亡。2008 年 5 月,手足口病已列为我国的法定报告传染病。

不是一种新传染病

引发手足口病的肠道病毒有多种,包括柯萨奇病毒(Coasckie Virus)A 组和 B 组、埃可病毒(ECHO Virus)以及肠道病毒 71 型(EV71)等。1957 年新西兰首

> 手足口病是婴儿和儿童的一种常见疾病，以发热和手、足、口腔等部位的皮疹或疱疹为主要特征；少数病例出现呼吸系统、中枢神经系统损害，引起脑炎、心肌炎、肺水肿、弛缓性麻痹等症状，个别重症患儿病情进展快，导致死亡。

次报道该病，1958 年分离出柯萨奇病毒，1959 年提出手足口病的命名。早期发现的手足口病的病原体主要为柯萨奇病毒 A 组 16 型(Cox A16)。1969 年，首次从美国加利福尼亚患有中枢神经系统疾病的婴儿的粪便标本中分离到 EV71。此后 EV71 感染与 Cox A16 感染交替出现，成为手足口病的主要病原体。2008 年春夏之交在安徽阜阳流行的就是由 EV71 感染引起的手足口病。因此对人类来说，手足口病不是什么新奇的“怪病”，至少人类发现它、对它有所认识了解已有几十年的历史。

是全球性常见传染病

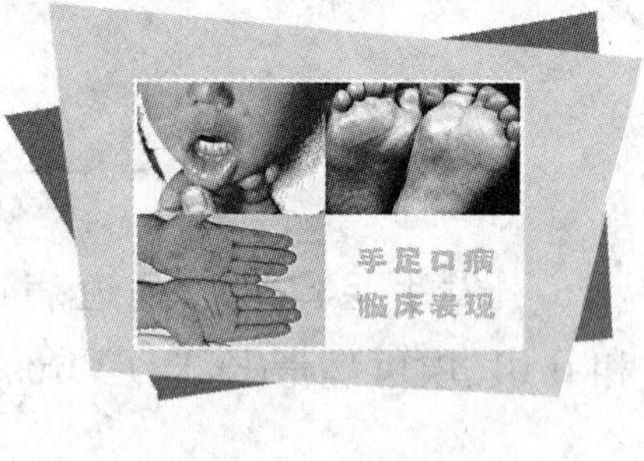

手足口病是由多种肠道病毒引起的全球性常见传染病，世界大部分地区均有此病流行的报道。澳大利亚和美国一样，也是最早出现 EV71 感染的国家之一。1972~1973 年、1986 年和 1999 年澳大利亚均发生过手足口病的大流行，重症病人大多伴有中枢神经系统症状，一些病人还有严重的呼吸系统症状。20 世纪 70 年代中期，保加利亚、匈牙利相继暴发以中枢神经系统症状为主要临床特征的 EV71 手足口病，仅保加利亚就超过 750 例发病，149 人致瘫，44 人死亡。英国 1994 年第 4 季度暴发了一起由 Cox A16 引起的手足口病流行，疫情遍布英格兰、威尔士，监测哨点共观察到 952 个病例，为该国有记录以来的最大一次，患者大多 1~4 岁。该国 1963 年以来的流行病资料数据显示，该病流行的间隔为 2~3 年。意大利、法国、荷兰、西班牙、罗马尼亚、巴西、加拿大、德国等国家也经常发生由各型柯萨奇、埃可病毒和 EV71 引起的手足口病。日本是手足口病发病较多的国家，历史上有过多次大规模流行。1973 年和 1978 年的两次流行均为 EV71 引起，病情较温和，主要表现为手足口病，但同时也观察到伴无菌性脑膜炎的病例。1997~2000 年，手足口病在日本再度活跃，EV71、Cox A16 均有分离，EV71 毒株的基因型也与以往不同。1997 年以来，该病在马来西亚、新加坡等地大规模暴发流行，因出现中枢神经系统症状而导致死亡病例增多，引起

● 引发手足口病的肠道病毒有多种，包括柯萨奇病毒 A 组、B 组、埃可病毒以及肠道病毒 71 型(EV71)等。

● 2008 年春夏之交在安徽阜阳流行的是由 EV71 感染引起的手足口病。

● 手足口病是全球性传染病，世界大部分地区均有此病流行的报道，在欧亚及大洋洲均有发生。

手足口病的易发季节在夏秋两季，一般6~7月是发病高峰期，从以往的发病规律看，手足口病每隔2~3年会有一次流行高峰。

世界各国的关注和警惕。1997年4~8月，马来西亚EV71流行，共有2 628例发病，39例急性脊髓灰质炎样麻痹或无菌性脑膜炎，30多例患儿死亡，平均年龄1.5岁。截至2008年4月19日，新加坡报告手足口病7 560例，比2007年同期多出3 000例。

自上世纪80年代以来，我国北京、河北、天津、福建、吉林、山东、湖北、西宁、广东等十几个省(市)都曾发生过手足口病的流行。1981年起，上海、北京、福建等地有零星报道。1983年天津发生Cox A16引起的手足口病暴发流行，5~10月间发现了7 000余病例；中间经过2年散发流行，1986年又出现暴发，在托儿所和幼儿园两次暴发的发病率分别达到2.3%和1.9%。2000年5~8月，山东省招远市暴发了小儿手足口病大流行，在3个多月里，招远市人民医院接诊患儿1 698例，其中男1 025例、女673例，男女之比为1.5:1；年龄最小5个月，最大14岁；首例发生于5月10日，7月份达高峰，末例发生于8月28日；128例住

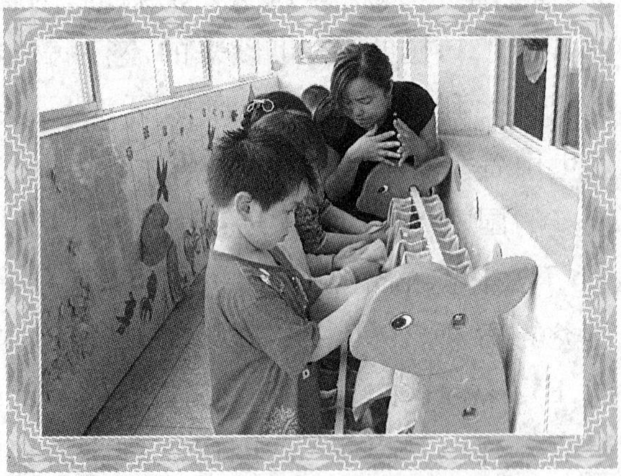

院治疗患儿，平均住院天数 5.1 天，其中 3 例因心肌炎死亡。2007 年，全国共报告手足口病病例 83 344 例，死亡 17 例，仅山东省就报告了手足口病病例 39 606 例，北京、上海等大城市也有大量散发手足口病病例报告。

我国香港地区 1987 年也发生过手足口病流行。

1998 年，在我国台湾省发生了 EV71 感染引起的手足口病和疱疹性咽峡炎暴发，在 6 月和 10 月两波流行中，共监测到 129 106 病例，其中 405 例为严重的中枢神经系统感染，78 例死亡，死亡原因主要为由中枢神经系统感染而导致的肺水肿和肺出血，大多为 5 岁以下的儿童。

手足口病的易发季节在夏秋两季，一般 6~7 月是发病高峰期，从以往的发病规律看，手足口病每隔 2~3 年会有一次流行高峰。

第二章 引起手足口病的杀手

头号杀手——EV71

能够引发手足口病的肠道病毒有多种，包括柯萨奇病毒 A 组(Cox A)4、5、7、9、10、16 型，B 组 2、5、13 型；埃可病毒以及肠道病毒 71 型(EV71)等。主要为小 RNA 病毒科肠道病毒属的柯萨奇病毒 A 组 16、4、5、7、9、10 型， B 组 2、5、13 型；埃可病毒和 EV71。从世界各国报道来看，20 世纪 70 年代前，手足口病主要由 Cox A16 引起，随后 EV71 感染逐渐增多。中国 20 世纪 80 年代以 Cox A16 为主，1989 年分离出 EV71。1998~1999 年的手足口病流行，各地报道均以 EV71 为主，中国台湾、香港地区也是如此。

越来越多的病例表明，EV71 已成为引发手足口病的头号杀手，因此必须特别警惕，严防 EV71 的流行。

越来越多的事件表明，EV71已成为引发手足口病的头号杀手，因此必须特别警惕，严防EV71的流行。

EV71 是小 RNA 病毒科肠道病毒属的成员。EV71 的病毒颗粒为 20 面体立体对称的球形结构,无包膜和突起,直径大约在 24nm~ 30nm ,核酸为单股正链 RNA。根据病毒衣壳蛋白 VP1 核苷酸序列的差异，可将 EV71 分为 A、B、C 三个基因型,其中 B 型和 C 型又进一步分为 B1、B2、B3、B4 以及 C1、C2 和 C2 亚型。VP1 基因是 EV71 的重要毒力基因，也是目前抗原诊断以及疫苗研究的热点和重点。

1998 年，中国台湾地区 EV71 流行期间从死亡病例中分离的 18 株毒株,有 17 株为 EV71 C2 亚型,仅 1 株为 B 型。1997~2001 年期间,在马来西亚、新加坡、中国台湾和澳大利亚西部等地分离到的 66 株 EV71 有两个新亚型,即 B3 和 B4 亚型，其中 B3 亚型在 1997~1999 年间为东南亚地区的流行株,但 1999 年以后就再也没有分离到该亚型。B4 亚型曾在新加坡(1997~1998 年)和中国台湾(1998 年)小规模流行,但 2000 年在马来西亚和新加坡大规模流行,成为流行株;澳大利亚西部小量流行的 EV71 与曾在美国北部流行的 EV71 流行株同属 C1 亚型;但 1999 年澳大利亚的 EV71 流行株(B3 亚型和 C2 亚型)来源于亚洲,因为 VP1 核苷酸序列测定表明,其 B3 亚型与 1997 年马来西亚流行的 B3 亚型的同源性大于 99%, C2 亚型与 1998 年中国台湾流行株的同源性

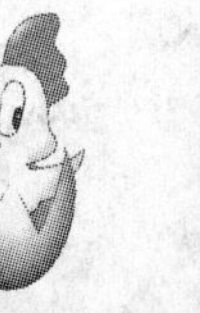

大于98%。

手足口病和中枢神经系统感染是EV71感染引起的两大常见临床症状,它们在EV71流行过程中的表现各不相同,差异较大。例如20世纪70年代在欧洲暴发的EV71流行中,患者症状主要表现为脑炎和脊髓灰质炎样麻痹,手足口症状很少见。而同期日本流行的EV71,主要表现为手足口症状,中枢神经感染的比例较少,症状也较轻。在1998年中国台湾EV71大流行中,手足口症状患者占45.4%(54/119例),手足口病患者中同时患中枢神经症状的占68.5%(37/54)。同样在1998年中国台湾EV71流行中,中枢神经系统感染者中有80%同时患手足口病,而同期澳大利亚的这个比例只有7%。

> 肠道病毒EV71感染主要表现为手足口病,但也可表现为其他疾病,而手足口病可以由肠道病毒EV71感染引起,也可以由柯萨奇病毒、埃可病毒等其他肠道病毒感染引起,两者之间你中有我,我中有你,并不是一对一的关系。

为什么同样是EV71感染,却有不同的临床症状呢?科学家们一直致力于寻找,想要发现其中的奥秘。有科学家对1999年澳大利亚流行的EV71的VP1基因进行了序列分析,发现属于同一亚型(C2)的分离株中,只表现手足口病的病毒株与具有神经毒性的病毒株的主要区别在于第170位氨基酸的不同,前者为丙氨酸,而后者是缬氨酸。是否正是这一个氨基酸的变化,改变了VP1蛋白的空间结构,导致病毒毒力发生了改变呢?研究仍在继续中。

杀手一族的共同特征

柯萨奇病毒、埃可病毒以及 EV71 都属肠道病毒，因此他们也有许多共同的生物学特性，了解这些病毒的共同生物学特性，对诊断和防治均有参考价值。它们的共同特性：

1. 来源于人体，能引起人体肠道暂时性感染，可自人体消化道和鼻咽部分离出病毒。

2. 病毒颗粒呈球形，直径 20~30μm。

3. 病毒核心为核糖核酸(RNA)。

4. 对乙醚有抵抗力，经20%乙醚于 4℃作用 18 小时，仍保留感染性，表明病毒结构中不含脂质。

5. 耐酸试验是区别肠道病毒与鼻病毒、口蹄疫病毒的方法之一。肠道病毒在 PH3.5 仍然稳定，而口蹄疫病毒、鼻病毒不稳定。

6. 对阳离子稳定性，加入 1 克分子量的氯化镁或其他二价阳离子时，肠道病毒在 50℃作用 1 小时不被灭活；也就是说，加入阳离子后，肠道病毒对热的耐受力增加。

除了上述特性外，肠道病毒适合在湿热的环境下生存与传播，对目前已知的抗菌素及化学治疗药物具有抗性，对乙醚、去氯胆酸盐等不敏感，常用于实验室消毒的75%酒精和5%来苏液对肠道病毒都没有作用。但肠道病毒对紫外线及干燥敏感,还有各种氧化剂(高锰酸钾、漂白粉等)、甲醛、碘酒都能使其灭活。在50℃可被迅速灭活,但1mol浓度二价阳离子环境可提高病毒对热灭活的抵抗力,病毒在4℃可存活1年,在-20℃可长期保存,在外环境中病毒可长期存活。这些特性为我们消毒提供了依据。

需要说明的是,肠道病毒EV71感染主要表现为手足口病,但也可表现为其他疾病,而手足口病可以由肠道病毒EV71感染引起,也可以由柯萨奇病毒、埃可病毒等其他肠道病毒感染引起,两者之间你中有我,我中有你,并不是一对一的关系。不同的是,由其他病毒引发的手足口病通常不严重,几乎所有病人不需治疗,一般在7~10天内便可康复,重症也不常见。极少数病人可发生无菌性或病毒性脑膜炎,其症状是发热、头痛、颈直或背痛,需要住院治疗一段时间。但根据国内外资料来看,与其他肠道病毒引起的手足口病相比,由肠道病毒EV71感染引起的疾病发生重症感染的比例较大,病死率也较高,重症病例病死率可达10%~25%。

手足口病病原的共同特性

① 来源于人体，能引起人体肠道暂时性感染，可由人体消化道和鼻咽部分离出病毒，在正常人体血清和两种球蛋白的制品中均可发现特异性抗体。

② 对乙醚有抵抗力，经 20%乙醚于 4℃作用 18h，仍保留感染性，表明病毒结构中不含脂质。

③ 病毒颗粒呈球形，直径 20~30μm。

④ 病毒核心为核糖核酸。

⑤ 耐酸试验是区别肠道病毒与鼻病毒、口蹄疫病毒的方法之一。肠道病毒在 PH3.5 仍然稳定，而口蹄疫病毒、鼻病毒不稳定。

⑥ 对阳离子有稳定性，加入氯化镁或其他二价阳离子时，肠道病毒在 50℃作用 1h 不被灭活。

第三章 手足口病是怎样传染的

传 染 源

手足口病具有传染性，这是不容置疑的。但它是怎样进行传播的呢？

要回答这个问题，首先要弄清它的传染源。就目前研究所知，人类是 EV71 唯一的自然宿主。EV71 的传染源为现症患者和隐性感染者。事实上隐性感染者比现症患者要多得多，其比可达 100:1。在发病前数天，感染者咽部与粪便就可检出病毒，此时即有传染性，通常以发病后一周内传

> 人类是 EV71 唯一的宿主；
> 传染源为现症患者和隐性感染者；
> 隐性感染者与现症患者之比可达 100:1；
> 发病一周内传染性最强。

染性最强。患者在发病1~2周仍可自咽部排出病毒，约3~5周仍可从粪便中排出病毒，疱疹液中也含大量病毒，破溃时病毒即溢出。

传播途径

其次，是要弄清它的传播途径。手足口病的传播途径以通过人群密切接触传播为主，病人的粪便、疱疹液和呼吸道分泌物及其污染的手、毛巾、手绢、口杯、玩具、食具、奶具、床上用品、内衣以及医疗器具等均可引起接触传播；患儿咽喉分泌物及唾液中的病毒，可通过空气飞沫经呼吸道感染新的易感者；正常儿童的手、口接触患儿的皮肤、粘膜疱疹液体也有被感染的危险。与患者同居一室最易感染。成人虽然很少发病，但可以通过接触患病儿童转而感染正常儿童。此外，被病毒污染的水源和食物也可能经口感染，并常造成流行。医院内是病人集中的地方，易发生交叉感染。

> 手足口病具有传染性强，传播途径复杂，流行强度大，传播快等特点，在短时间内即可造成大流行。

易感人群

再一个就是要了解它的易感人群。就广义上说，人对Cox Al6及EV71等肠道病毒普遍易感，各年龄组均可感染发病，受感染后可获得免疫力，成人大多已通过隐性感染获得相应的抗体。因此，手足口病的患者主要为学龄前儿童，尤以≤3 岁年龄组发病率最高，4 岁以内占发病数的 85%~95%。据国外观察报告，在人群中，每隔 2~3 年流行一次的规律出现，主要是非流行期间新生儿出世，易感者逐渐积累，达到一定数量时，便为新的流行提供先决条件。我国天津市 1983 年流行后，散发病例不断，1986 年再次发生流行，而且两次均为 Cox Al6 引起。

发病季节与流行方式

第四个需要讨论的是它的地区性与季节性问题。手足口病地区分布极为广泛，欧美及亚洲等地没有严格的地区性。手足口病四季均可发病，但冬季发病较为少见，以夏秋季多见。1999 年，我国厦门由 EV71 型引起手足口病流行，其高峰就在夏季。所以，我们务必要记住的是，手足口病的高发期正在到来，防控切切不可掉以轻心。

> 手足口病的患者主要为学龄前儿童，尤以≤3 岁年龄组发病率最高，4 岁以内占发病数的 85%~95%。

最后一个要弄清的是手足口病的流行方式。手足口病常呈暴发流行后散在发生。该病流行期间，幼儿园和托儿所易发生集体感染。家庭也有

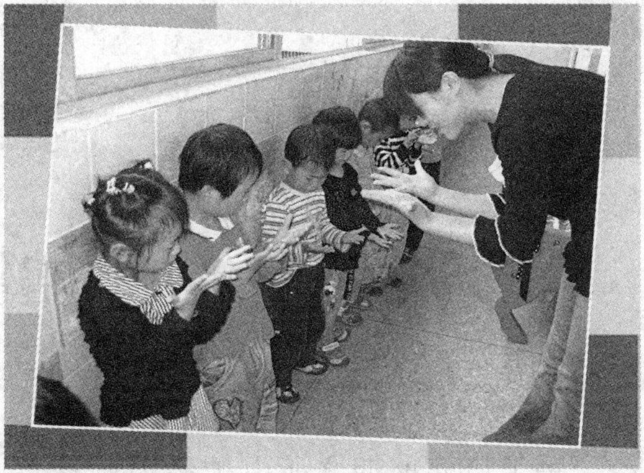

此类发病集聚现象。医院门诊的交叉感染也可造成传播。天津市两次较大流行，托幼单位儿童发病率明显高于散居儿童。家庭散发,常一家一例;家庭暴发,一家多人或小孩子与成人可全部感染发病。

总之，手足口病具有传染性强、传播途径复杂、流行强度大、传播快等特点,在短时间内即可造成大流行。因此,对手足口病一定要密切监控,真正做到早发现、早治疗,将疫魔扼杀在萌芽状态。

第四章 如何识别手足口病

手足口病前期之所以被称为“怪病”，就在于人们对它的出现缺乏足够的认识，一旦大家掌握了手足口病的识别特征，其“怪”也就不怪了。

识别、确定手足口病，主要可参照以下几个步骤，即：临床表现；实验室检查；物理学检查；临床诊断；最后，还要学会如何与其他类似的疾病区分开，在医学上称之为鉴别诊断。

一、临床表现

手足口病的临床表现有一般病例与重症病例之分。

（一）一般病例表现

手足口病通常是急性起病，包括如下典型的症状。

1. 发热，体温在 38℃左右。

2. 口腔粘膜疹出现较早，散在的小疱疹位于颊黏膜、硬腭、齿龈、舌、咽部等处，以颊黏膜、硬腭等处的病变多见，唇齿侧也常发生。疱疹迅速破溃成浅而微带白色的溃疡，周围有红晕。由于口腔黏膜溃疡疼痛，患儿有流口水和拒绝进食的现象。

3. 手掌、脚掌和臀部出现斑丘疹、疱疹，膝盖偶可受累。疱疹大小约 4 毫米~5 毫米，周围有炎性红晕，疱内液体较少，一般不疼痛，也无痒感，愈后不留痂。值得注意的是，同一患者手足口部位疱疹不一定全部出现。

4. 可伴有咳嗽、流涕、食欲不振、恶心、呕吐、头痛等症状。

也有部分病例不发热或仅表现为皮疹或疱疹性咽峡炎。

该病为自限性疾病，多数痊愈后良好，不留后遗症。

(二) 重症病例表现

少数病例(尤其是小于 3 岁者)可出现脑炎、急性迟缓性麻痹、心脏衰竭、肺水肿、肺出血等症状。患儿大多持续高热，出现精神差、烦躁、肢体无力及抽搐等神经系统表现，病情发展迅速，重症病例多在发病后 3~7 天内出现中枢神经、呼吸、循环系统症状，并可引起死亡。

1. 神经系统：精神差、嗜睡、头痛、呕吐、易惊、肢体抖动、无力或瘫痪；查体可见脑膜刺激症、腱反射减弱或消失；危重病例可表现为频繁抽搐、昏迷、脑水肿、脑疝。

2. 呼吸系统：呼吸浅促、困难，呼吸节律改变，口唇紫绀，口吐白色、粉红色或血性泡沫液(痰)；肺部可闻及痰鸣音或湿罗音。

3. 循环系统：面色苍白，心率增快或缓慢，脉搏浅速、减弱甚至消失，四肢发凉，指(趾)发绀，血压升高或下降。

二、实验室检查

(一) 末梢血白细胞　一般病例白细胞计数正常，重症病例白细胞计数可明显升高。

(二) 血生化检查　部分病例可有轻度 ALT、AST、CK-MB 升高，重症病例血糖可升高。

(三) 脑脊液检查　外观清亮，压力增高，白细胞增多(危重病例多核细胞可多于单核细胞)，蛋白正常或轻度增多，糖和氯化物正常。

(四) 病原学检查　自咽拭子或咽喉洗液、粪便或肛拭子、脑脊液或疱疹液以及脑、肺、脾、淋巴结等组织标本中分离到相关病毒或检测到相关病原核酸。

(五) 血清学检验　病人血清中特异性 IgM 抗体阳性，或恢复期血清 IgG 抗体比急性期有≥4 倍的增长。

三、物理学检查

（一）胸片：可表现为双肺纹理增多，网格状、点片状、大片状阴影，部分病例以单侧为著，快速进展为双侧大片阴影。

（二）磁共振：以脑干、脊髓灰质损害为主。

（三）脑电图：部分病例可表现为弥漫性慢波，少数可出现棘（尖）慢波。

（四）心电图：无特异性改变。可见窦性心动过速或过缓，ST-T 改变。

四、临床诊断

在流行季节发病，常见于学龄前儿童，其中婴幼儿多见。

（一）诊断依据

1. 以发热，手、足、口、臀部出现斑丘疹、疱疹为主要表现，可伴有上呼吸道感染症状。

2. 部分病例仅表现为手、足、臀部皮疹或疱疹性咽峡炎。

3. 重症病例可出现神经系统受累、呼吸及循环衰竭等表现，实验室检查可有末梢血白细胞增高、血糖增高及脑脊液改变，脑电图、核磁共振、胸部 X 线检查可有异常。

（二）确诊依据

在临床诊断基础上，从采集自患者的样本中检测到相关病原的核酸或分离出相关病毒，或者特异性 IgM 抗体检测阳性，IgG 抗体 4 倍以上增高或由阴性转为阳性。

五、鉴别诊断

EV71 应与下列疾病鉴别

1. 水痘
2. 单纯疱疹
3. 口蹄疫
4. 麻疹
5. 风疹
6. 丘疹性荨麻疹

EV71 感染是一种全球性常见传染病，多发于学龄前儿童，尤其是 3 岁以下的婴幼儿更易受感染。虽然只有极少数重症患者可能出现肺水肿、脑炎等症，但也应引起我们的重视。

有很多疾病都会引起皮疹，也有很多疾病会引起发热，在这里有必要介绍一下手足口病与其他几种类似疾病的鉴别诊断。

我们先总结一下手足口病皮疹的特点。

一般在口腔黏膜、手心、足心、肛周等部位会出现皮疹，皮疹为斑丘疹、疱疹，皮疹的颜色是红紫色，少数患儿波及四肢及臀部，躯干部极少。肢体皮疹一般不痒不疼，口腔黏膜因疱疹破溃而疼痛。总结疹子的特点有“四不像”：不像蚊虫咬、不像药物疹、不像口唇牙龈疱疹、不像水痘，此外，疹子不痛、不痒、不结痂、不结疤。

（一）水痘　水痘是呼吸道传染病，在冬春季发病，也是小儿常见病，但皮疹以发际、胸背部较多，四肢面部较少，手掌、足底偶见，称之为“向心性”分布。初期为小斑疹和丘疹，后变为疱疹，椭圆形，皮疹有痒感。几天后，疱疹渐干时从中央部先行凹陷，然后结成痂盖。由于皮疹分批出现，因此各期皮疹同时存在斑疹、丘疹、疱疹及结痂，且皮疹较浅，底部无浸润，呈不规则形或椭圆形。

（二）单纯疱疹　单纯疱疹是一种传染性皮肤病，由单纯疱疹病毒感染引起。其皮疹好发于皮肤黏膜交界处，以唇缘、口角、鼻孔周围多见，故也称“唇疱疹”。起病时，局部皮肤发痒，继而灼热或刺痛、充血发红、出现米粒大的水泡，数个或数十个成簇；水泡彼此不融合，但可出现多簇水泡群。短期内破溃、糜烂，干燥结痂，病程约2~3周。

（三）口蹄疫　口蹄疫属于人畜共患病，病原体为口蹄疫病毒。口蹄疫是通过接触病畜口腔、蹄冠部的溃疡烂斑，经皮肤粘膜感染的；偶而也有食用了被病毒污染而又未加热(巴氏消毒)的奶感染的。因此口蹄疫需先有当地牲畜(猪、牛、羊等)口蹄疫发生或流行，再传染给人，才使人患病。人患口蹄疫决定于与病畜接触的机会，患者以成年人尤其是饲养员、牧民为主。口蹄疫起病后主要表现为全身中毒症状和局部疱疹损害两大特征。出现发热、头痛、全身不适，1~2天后在口腔粘膜、舌边、手指间、足趾端发生水疱，再1~2天水泡破溃，形成烂斑，继发感染成脓疱，然后结痂、脱落，一般不留瘢痕。病程1~2周，大多预后良好，严重病例可并发心肌炎。

（四）麻疹　麻疹是由麻疹病毒引起的急性传染病。发病初期呼吸道症状明显，有发热、咳嗽、流鼻涕、流泪、畏光等。发热3~5天后出现皮疹。出疹前的24~48小时，颊粘膜的内侧出现数个米糠状的小白点，很快增多，融合扩散至整个颊粘膜，这是麻疹的特征性体征。出疹时体温多半在39℃以上。淡红色斑丘疹开始于耳后发际，渐及前额、面部、颈部，自上而下扩展至胸、腹、背直至四肢。皮疹初为鲜红色，压上去退色，高峰时皮疹数量增多，融合成片，色泽变暗，但疹子间的皮肤是正常的。

（五）风疹　风疹是由风疹病毒引起的急性传染病，冬春季发病较多，以低热、全身性皮疹为特征，常伴有耳后、枕部淋巴结肿大。通常发热 1~2 天即出皮疹，先见于面颈部，迅速蔓延，1 天布满躯干和四肢，但手掌、足底大多没有皮疹。这点恰恰与手足口病不同，后者皮疹见于手掌和脚掌，而且一般不会有淋巴结肿大。儿童患风疹时往往首先发现皮疹，成人则先有低热、畏寒、头痛等类似感冒的症状。风疹的皮疹第一天即可布满全身，第二天先出现于面部的皮疹已开始消退，皮疹一般在持续的 3 日内基本消失。故有“3 日麻疹”之称。

（六）丘疹性荨麻疹　丘疹性荨麻疹是过敏性疾病，皮疹多为花生米大小的风团样红斑，纺锤形，中央有针头大小的小水疱疮或丘疹，奇痒，好发于躯干部以下半段及四肢，呈散在性，病程较长，愈后留有色素沉着，口腔粘膜无疱疹。

道听途说不可轻信

目前，手足口病已经得到党和国家的高度重视与关注，将其列入法定传染病，完全不必过于恐慌。但在认识上还存在一些误区，如果不弄清楚，对我们防控措施的有效落实会有负面影响。

（一）手背出红色疹子并非就是手足口病

相关专家表示，宝宝的手掌心、足底心或者臀部出现红色疱疹，往往是手足口病的典型症状。宝宝的手背或其他部位出现的红色疹子，并非手足口病的典型症状，家长不必过分惊恐。有的红疹子只是因为春游时花粉过敏引起的，还有的红疹子其实是因为室外气温过高，宝宝提早"捂"出的痱子。但如果宝宝有发热、口腔溃疡等症状时，则需引起重视，及时到医院就诊，请专业医生诊断。

(二) 手足口病不是过敏性皮炎

在手足口病的发病初期，常会出现皮肤红肿、身体微热等与过敏性皮炎相似的症状，一些家长容易误解病情。一般来说，在手足口病感染之初，常会伴有咳嗽发热、流涕、流口水等症状。同时，口腔里的水疱极易破溃形成糜烂面，皮肤上露出红色的小丘疹，顶部还易出现水疱。但与过敏性皮炎明显不同的是，小丘疹一般出现在手、足、口、臀四大部位，不像蚊虫咬、不像药物疹、不像口唇牙龈疱疹、不像水痘，而且疹子不痛、不痒、不结痂、不结疤。

(三) 手足口病的康复者不能掉以轻心

人类感染肠道病毒后均可获得特异性免疫力，持续时间尚不明确。由于手足口病可由不同的肠道病毒引起，而各型病毒间无交叉免疫，所以虽然患过某一种肠道病毒引起的手足口病，但一旦流行的病毒改变时，仍有可能再次感染。所以手足口病的康复者千万不能掉以轻心，如不注意预防，可能还会再患。

(四) EV71 感染不能和 SARS 相提并论

EV71 感染不能和 SARS 相提并论。首先，SARS 是新发现的传染病，所有的人都可能会被传染。其次，SARS 是一种病死率非常高的传染病。从 EV71 感染的情况看，该病发现已经有几十年，积累了大量的预防控制和治疗的经验，多数病人病情轻微，只有少数是重症患者。EV71 感染还有一个特点就是隐性感染多，感染后绝大多数人无明显临床症状，或者是症状比较轻微。从目前的发病情况看，绝大多数患者都是 11 岁以下的儿童。加强个人防病意识可预防肠道病毒 EV71，没有必要恐慌。勤洗手、吃熟食、喝开水、勤通风、晒太阳，可有效预防该病。

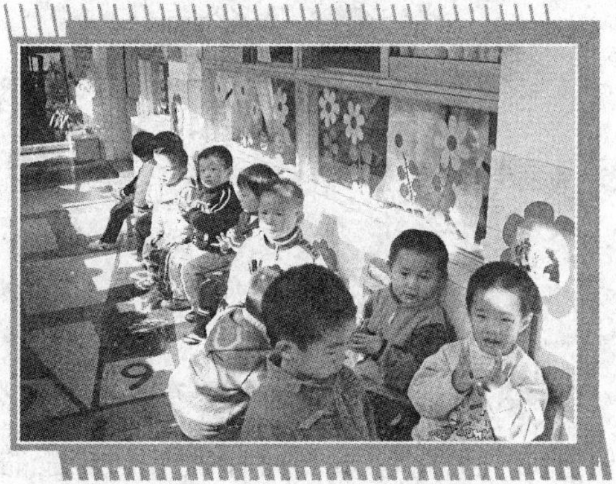

第五章 得了手足口病怎么办

手足口病目前尚没有任何有效的疫苗，也没有特效的治疗药物，但从目前的研究情况看，手足口病在临床上已有比较成熟的治疗方案，一般愈后良好。

孩子一旦出现发热、皮疹等症状，家长应该怎么办？

眼下正值夏季来临，各种传染病会接踵而至。手足口病是由肠道病毒引起的传染病，多发生于5岁以下的婴幼儿(3岁以下更多见)。家长平时应多注意观察孩子身体状况的变化，一旦发现孩子有发热，手心、足心、口腔粘膜和肛周等特殊部位有小水泡样(半颗米粒大小)的皮疹(疱疹)，应尽早带孩子到医院就诊，最好到儿童专科医院或是设有儿科的二级以上的综合性医院就诊。如果孩子有明显的腹痛、腹泻、恶心、呕吐等症状，要到腹泻门诊就诊。

如果孩子被确诊手足口病，应积极配合医生的治疗。如孩子是幼儿园小朋友或学校学生，还应及早告诉学校和老师。孩子未彻底治好前，不要着急让孩子去幼儿园、学校上学，防止传染给别的儿童。

一旦发现孩子有发热，手心、足心、口腔粘膜和肛周等特殊部位有小水泡样(半颗米粒大小)的皮疹(疱疹)，应尽早带孩子到医院就诊，最好到儿童专科医院或是设有儿科的二级以上的综合性医院就诊。如果孩子有明显的腹痛、腹泻、恶心、呕吐等症状，要到腹泻门诊就诊。

一、留观或住院指征

(一) 留观指征

3岁以下婴幼儿，具备以下情况之一者需留观。乡镇卫生院如发现符合留观指征患者，应立即将其转至县级以上医疗机构。

1. 发热伴手、足、口腔、肛周皮疹，病程在4天以内；

2. 疱疹性咽峡炎，外周血白细胞计数增高；

3. 发热、精神差。

(二) 住院指征

出现以下情况之一者需住院，应立即将其转至指定医疗机构。

1. 精神差/嗜睡、易惊、烦躁不安；

2. 肢体抖动或无力、瘫痪；

3. 面色苍白、心率增快、末梢循环不良；

4. 呼吸浅促或胸片提示肺水肿、肺炎。

二、小儿危重患者的早期发现

具有以下特征的患者有可能在短期内发展为危重病例，更应密切观察病情变化，开展必要的辅助检查，有针对性地做好救治工作。

（一）年龄小于3岁；
（二）持续高热不退；
（三）末梢循环不良；
（四）呼吸、心率明显增快；
（五）精神差、呕吐、抽搐、肢体抖动或无力；
（六）外周血白细胞计数明显增高；
（七）高血糖；
（八）高血压或低血压。

三、临床治疗

按临床表现主要包括4个阶段的治疗。

（一）手足口病/疱疹性咽峡炎阶段

1. 一般治疗：注意隔离，避免交叉感染，适当休息，清淡饮食，做好口腔和皮肤护理。

2. 对症治疗：发热、呕吐、腹泻等给予相应处理。

（二）神经系统受累阶段

该阶段患者出现神经系统症状和体征，如头痛、呕吐、精神差、易激惹、嗜睡、肢体无力、肌阵挛、抽搐或急性迟缓性麻痹等。

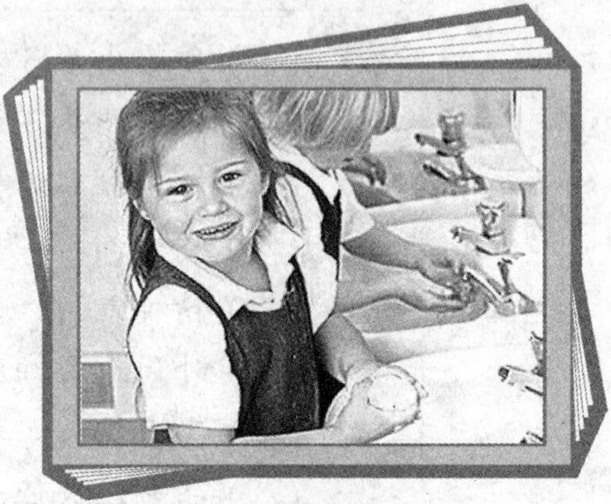

1. 控制颅内高压：限制入量，每次给予甘露醇 0.5~1.0g·kg^{-1}，每 4~8 小时一次，20~30 分钟静脉注射，根据病情调整给药间隔时间及剂量；必要时加用速尿。

2. 静脉注射免疫球蛋白，总量 2g·kg^{-1}，分 2~5 天给予。

3. 酌情应用糖皮质激素治疗，参考剂量：甲基强地松龙 1~2mg·kg^{-1}·d^{-1}；氢化可的松 3~5mg·kg^{-1}·d^{-1}；地塞米松 0.2~0.5mg·kg^{-1}·d^{-1}，分 1~2 次；重症病例可给予短期大剂量冲击疗法。

4. 其他对症治疗：如降温、镇静、止惊（安定、鲁米那钠、水合氯醛等）。

5. 严密观察病情变化，密切监护，注意严重并发症。

（三）心肺衰竭阶段

在原发病的基础上，突然出现呼吸急促、面色苍白、发绀、出冷汗、心率快、吐白色或粉红色血性泡沫样痰，出现肺部罗音增多、血压明显异常、频繁的肌阵挛、惊厥和/或意识障碍加重等，以及高血糖、低氧血症、胸片异常明显加重或出现肺水肿表现。

1. 保持呼吸道通畅，吸氧。

2. 确保两条静脉通道的畅通，监测呼吸、心率、血压和血氧饱和度。

3. 呼吸功能障碍时，及时气管插管，使用正压机械通气。建议小儿患者呼吸机初调参数：吸入氧浓度 80%～100%，PIP20～30cmH_2O，PEEP4～8cmH_2O，f 每分钟 20～40 次，潮气量 6～8$ml \cdot kg^{-1}$ 左右。以后根据血气随时调整呼吸机参数。

4. 在维持血压稳定的情况下，限制液体入量。

5. 头肩抬高 15 度～30 度，保持中立位；插胃管、导尿(禁止压迫膀胱排尿)。

6. 药物治疗:

6.1 应用降颅压药物；

6.2 应用糖皮质激素治疗，必要时给予冲击疗法；

6.3 静脉注射免疫球蛋白；

6.4 血管活性等药物的应用：根据血压、循环的变化可选用多巴胺、多巴酚丁胺、米力农等药物；酌情应用强心、利尿药物治疗；

6.5 果糖二磷酸钠或磷酸肌酸静注；

6.6 抑制胃酸分泌：可静脉应用西咪替丁、洛赛克等；

6.7 退热治疗；

6.8 监测血糖变化，必要时可皮下或静脉注射胰岛素；

6.9 惊厥时给予镇静药物治疗；

6.10 有效抗生素防治肺部细菌感染；

6.11　保护重要脏器功能。

（四）生命体征稳定期

经抢救后生命体征基本稳定，但仍有病人留有神经系统症状和体征。

1. 做好呼吸道管理，避免并发呼吸道感染。

2. 支持疗法和促进各脏器功能恢复的药物。

3. 功能康复治疗或中西医结合治疗。

四、祖国医学有良方

手足口病在中医药古籍中没有专门记载，但根据本病症状和特征，似应属于中医“温病”、“湿温”、“时疫”等范畴，系实证、热证，治疗方法有疏风清热、清心泻火、清暑化湿、滋阴降火等。临床观察本病除了手、足、口皮疹外，多兼发热、口臭、流涎、拒食、烦躁、大便秘结或不畅，舌红、苔黄、脉滑数或指纹紫滞等症状和体征。病机是因风热病毒蕴于肺、心、脾、胃，蒸腾气营所致，病邪在卫气营之间，故治疗以清热解毒、运脾养阴为总则，并

> 要定时让患儿用温水冲漱口腔；禁食冰冷或辛辣有刺激的食物，不要给予咸食，以免引起疼痛而拒食；饮食要易消化，吃一些清淡、质软、温性的饭菜，多喝温开水；要让患儿有足够的休息；要保证患儿衣服清洁，避免皮疹感染。

根据发病的阶段不同，治疗也有所不同。在过去的防治手足口病实践中，我国各地的中医药学专家辨证治疗，探索出了一条固定制剂治疗该病的方法，疗效好，口服方便，目前已在许多地方的儿科医院广泛推广应用。

从各地反映来看，中药治疗本病疗效颇佳，既能消除、缓解症状，又可缩短病程。在发病的早期和中期，一般多采用清热解毒、化湿凉血疗法，常用的药物有银花、连翘、黄芩、栀子、生苡仁、牛蒡子、蝉衣、紫草、芦根、竹叶、生石膏、黄连、灯芯草、六一散等。在发病的后期，若见手足心热、食少、烦躁不安等症，可以再加入生地、麦冬、白薇、玉竹等养阴清热之品。一般用内服药和口腔涂药相结合，无并发症者一周左右即可治愈，预后良好。也可采用抗病毒药物治疗。要定时让患儿用温水冲漱口腔；禁食冰冷或辛辣有刺激的食物，不要给予咸食，以免引起疼痛而拒食；饮食要易消化，吃一些清淡、质软、温性的饭菜，多喝温开水；要让患儿有足够的休息；要保证患儿衣服清洁，避免皮疹感染。

使用中医中药治疗要进行个体化用药，适时调整治疗方案，随症加减药物。具体治疗方案参考如下。

（一）疾病早期

临床主要表现：发热、微恶风、头痛酸楚、咳嗽、流涕、舌苔薄白、脉浮数。

治法：清凉解表、疏风散热。

主要药物：金银花、连翘、竹叶、荆芥、牛蒡子、薄荷、豆豉、干草、桔梗、芦根等。

加减：可加升麻、葛根，促疱疹早透，肌肤瘙痒者加蝉蜕、浮萍，解肌透表。

中成药可用精制银翘解毒胶囊、维C银翘片等。

(二) 疾病发疹阶段

临床主要表现：发热较甚、持续不解，口痛拒食，手足皮肤、口咽出现大量疱疹，局部瘙痒。烦躁不安，口干口渴，尿黄、便干或便溏。舌质红，苔黄腻，脉滑数。

治法：清热解表、化湿透疹。

方剂：甘露消毒丹加减。

主要药物：金银花、连翘、黄芪、薄荷、白寇仁、藿香、石菖蒲、滑石、茵陈、板蓝根、射干、贝母等。

根据临床表现，酌情加入野菊花、蒲公英、大叶青、茯苓、薏苡仁、紫草等，以加强清热解毒、化湿透疹作用。

加减：恶心呕吐者加芦根、竹茹；高热不退者加葛根、柴胡、生石膏、知母；肌肤瘙痒甚者加蝉蜕、白藓皮。

中成药可用痰热清注射液。

(三) 疾病发疹重症阶段

临床主要表现：壮热不退，夜晚甚；头痛剧烈，口痛剧烈；手足甚至四肢皮肤、臀部疱疹密集，色泽紫暗或成簇出现；疱液浑浊或脓液，伴小便黄赤、大便干结，舌苔黄厚或黄燥，脉滑数。

治法：清热解毒、透营祛湿。

方剂：清瘟败毒饮加减。

主要药物：黄连、黄芩、栀子、连翘、生石膏、知母、生地黄、赤芍、牡丹皮、大叶青、板蓝根、紫草、水牛角、羚羊角等。

加减：大便干结者加大黄；烦躁不安者可加莲子心；口渴者加麦冬、芦根。中成药可用痰热清注射液、穿琥宁注射液。

(四) 疾病出现脑膜炎、脑水肿等中枢系统改变的严重并发症阶段

临床主要表现：出现高热、神昏、抽搐等神经系统改变。

治法：清热解毒、醒脑开窍。

中药：清开灵注射液。

(五) 疾病出现心力衰竭、呼吸衰竭等严重并发症阶段

临床主要表现：心悸、胸闷、气短或呼吸困难。口唇紫绀、口吐白色或粉红色泡沫痰，或四肢不温，不能平卧，舌质红、苔黄，脉数或微欲绝或结代。

治法：益气养阴、回阳救逆。

中成药：参附汤注射液、丹参注射液、生脉注射液。

(六) 疾病的恢复阶段

临床表现：身热消退、神疲乏力、口渴、疱疹消退、脉细数。

临床表现：身热消退、神疲乏力、口渴、疱疹消退、脉细数。

治法：益气养阴。

方剂：沙参麦冬汤加减。

主要药物：沙参、麦冬、玉竹、桑叶、甘草、天花粉、白扁豆、生地黄、生黄芪、太子参、茯苓。

也可以应用中成药的生脉饮口服液。

此外，对疱疹可采用外治法，也就是对口咽部可用西瓜霜、冰硼散、珠黄散等，选用一种吹敷口腔患处；手足疱疹用金黄散、青黛粉、冰硼散，选用一种用蒸馏水稀释溶化后用消毒棉签蘸此水涂患处，每日 3~4 次，可以收到比较理想的效果。

务必提醒，这些中医药方一定要在医师的指导下使用，切勿个人臆测妄用。须知是药三分毒，中药也概莫能外。

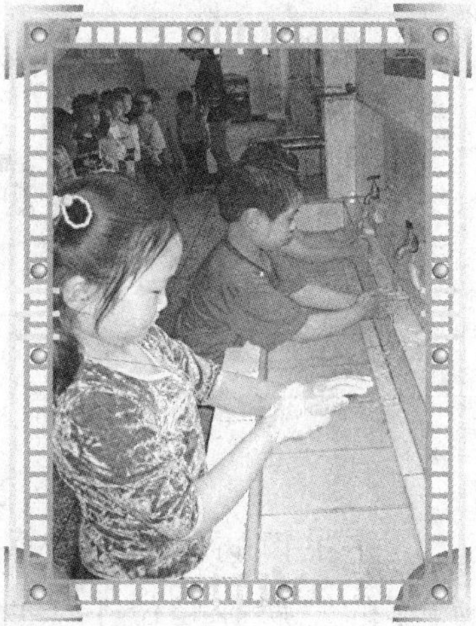

第六章 防控手足口病给你支招

手足口病传播途径多，婴幼儿普遍易感。从近年来报告的疫情资料来看，每年的发病高峰位于7月份左右，所以今后几个月全国报告手足口病病例数将有明显增加。同时，随着各地对手足口病报告工作的不断重视，报告数量更加精确，可以预测2008年全国手足口病报告病例数将比去年进一步增加。加强监测，提高监测敏感性是控制本病流行的关键。做好儿童、家庭和托幼机构的个人卫生、环境卫生、食品卫生更是预防本病传染的关键。

“洗净手、喝开水、吃熟食、勤通风、晒衣被”等良好的卫生习惯可以有效地避免感染。具体到每个个人和机构来说，应注意做到以下几点。

一、个人预防措施

（一）饭前便后、外出后要用肥皂或洗手液等给儿童洗手，不要让儿童喝生水、吃生冷食物，避免接触患病儿童。

（二）看护人接触儿童前、替幼童更换尿布、处理粪便后均要洗手，并妥善处理污物。

（三）婴幼儿使用的奶瓶、奶嘴使用前后应充分清洗。

（四）本病流行期间不宜带儿童到人群聚集、空气流通差的公共场所，注意保持家庭环境卫生，居室要经常通风，勤晒衣被。

（五）儿童出现相关症状要及时到医疗机构就诊。居家治疗的儿童，不要接触其他儿童，父母要及时对患儿的衣物进行晾晒或消毒，对患儿粪便及时进行消毒处理；轻症患儿不必住院，宜居家治疗、休息，以减少交叉感染。

二、托幼机构及小学等集体单位的预防控制措施

（一）本病流行季节，教室和宿舍等场所要保持良好通风。

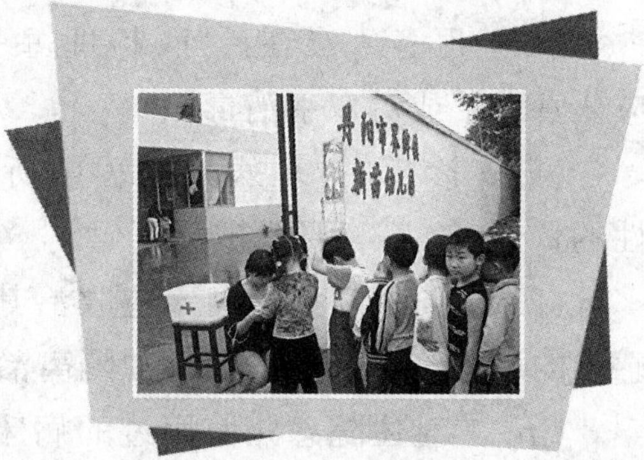

（二） 每日对玩具、个人卫生用具、餐具等物品进行清洗消毒。

（三）进行清扫或消毒工作（尤其清扫厕所）时，工作人员应戴手套。清洗工作结束后应立即洗手。

（四）每日对门把手、楼梯扶手、桌面等物体表面进行擦拭消毒。

（五）教育指导儿童养成正确洗手的习惯。

（六）每日进行晨检，发现可疑患儿时，要对患儿采取及时送诊、居家休息的措施；对患儿所用的物品要立即进行消毒处理。

（七）患儿增多时，要及时向卫生和教育部门报告。根据疫情控制需要，当地教育和卫生部门可决定采取托幼机构或小学放假措施。

三、医疗机构的预防控制措施

（一）疾病流行期间，医院应实行预检分诊，并专辟诊室（台）接诊疑似手足口病人，引导发热出疹患儿到专门诊室（台）就诊，候诊及就诊等区域应增加清洁消毒频次，室内清扫时应采用湿式清洁方式。

（二）医务人员在诊疗、护理每一位病人后，均应认真洗手或对双手消毒。

（三）诊疗、护理病人过程中所使用的非一次性的仪器、物品等要擦拭消毒。

（四）同一间病房内不应收治其他非肠道病毒感染的患儿。重症患儿应单独隔离治疗。

（五）对住院患儿使用过的病床及桌椅等设施

勤洗手，洗净手
喝开水，吃熟食
勤通风，晒衣被
沐阳光，杀毒妙
早发现，早治疗
防疫病，保健康

和物品必须消毒后才能继续使用。

（六）患儿的呼吸道分泌物和粪便及其污染的物品要进行消毒处理。

（七）疫情报告，自2008年5月2日起，手足口病纳入丙类传染病管理。各级各类医疗机构要按照《中华人民共和国法定传染病防治法》和《传染病信息报告管理规范》的有关规定，对符合手足口病定义的病例进行报告。

（八）医疗机构发现手足口患者增多或肠道病毒感染相关死亡病例时，要立即向当地卫生行政部门和疾控机构报告。

四、中医药预防参考方剂

祖国医药学在预防手足口病方面有不少可以采用的药物和方法，专家推荐如下。

（一）双花防毒饮：金银花10g，野菊花10g，蚤休15g，茯苓10g，甘草3g。以上药物加水300ml，浸泡30分钟，以武火（大火）煎煮沸腾，改用文火（小火）煎煮15分钟，煎成药液150ml。每日1剂，药液分2~3次服，连续服用7~10天。3岁以下婴幼儿可减量服用。

（二）玉屏风口服液合板蓝根冲剂，连续服用7~10天。

出现牙龈红肿者，可用板蓝根、黄芩、白藓片、竹叶、薄荷煎水含漱。手足红肿明显，可用黄芩、黄连、丹皮、板蓝根、白藓片、地肤子、忍冬藤、红花煎水清洗患处。

(三) 中药食疗的预防方法,如荷叶粥,用鲜荷叶2张,白米50克,将荷叶切碎,煮粥食用;竹叶粥,用竹叶20片,灯芯10根,扁豆15克,滑石6克,加少许糖,煎饮用;还有印花蝉衣饮,用印花15克,蝉衣3克,清茶少许,煎水饮。

五、消　毒

在手足口病流行期间,消毒是防控手足口病发生的一项十分重要的工作,无论是专业人员,还是普通的家庭成员,都要对个人和环境进行经常性的定期消毒。手足口病的消毒方法可以参照其他肠道病毒常用的消毒方法来进行,具体介绍如下。

(一) 环境消毒要点

1. 不需要大规模喷洒消毒。

2. 只需要对经常接触的物体表面(如门把手、课桌椅、餐桌、婴儿床栏杆、楼梯把手等)、玩具、游乐设施、寝具及书本等做重点性消毒。

3. 清洁完毕的物体可移至户外,接受阳光照射,通过紫外线杀灭病毒。

(二) 消毒方法的适用

1. 粪便:可用生石灰以1:1的比例与其搅拌均匀消毒。

2. 食、饮具:用每升250毫克有效氯含氯消毒剂溶液浸泡30分钟。

3. 生活用具、玩具、校舍、书籍：用每升含500毫克氯消毒剂溶液擦拭消毒，作用时间30分钟，或用0.3%过氧乙酸作用60分钟，或用紫外线灯直接照射30分钟。

4. 患者衣、被单：阳光下暴晒，或煮沸20分钟，或用每升500毫克有效氯含氯消毒剂浸泡30分钟。

5. 盛放排泻物的容器：用每升500毫克有效氯含氯消毒剂浸泡120分钟。

6. 饮用水：用每升1毫克~3毫克有效氯含氯消毒剂，如漂白粉、优氯净等作用30分钟。

7. 灭蝇：可用5%氯氰菊酯(奋斗呐)、2.5%溴氰菊酯或其他杀虫剂，按说明书使用。

8. 生活污水：用每升50毫克有效氯含氯消毒剂作用120分钟。

9. 垃圾：用每升1 000毫克有效氯含氯消毒剂溶液喷雾作用120分钟。

10. 杀灭蚊虫：可用5%氯氰菊酯(奋斗呐)、2.5%溴氰菊酯或其他杀虫剂，按说明书使用。

洗手的方法

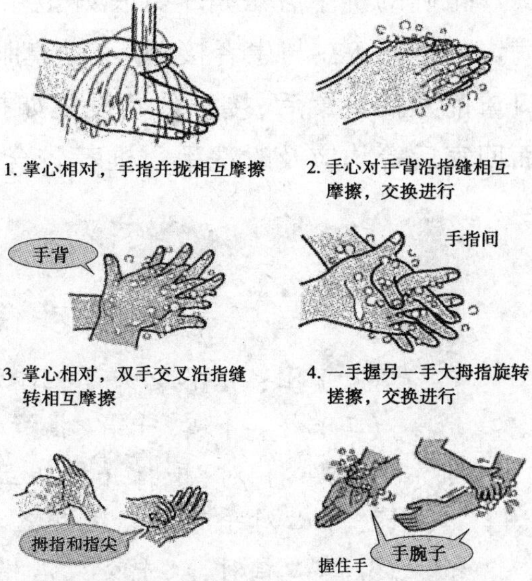

1. 掌心相对，手指并拢相互摩擦
2. 手心对手背沿指缝相互摩擦，交换进行
3. 掌心相对，双手交叉沿指缝转相互摩擦
4. 一手握另一手大拇指旋转搓擦，交换进行
5. 弯曲各手指关节，在另一手掌心旋转搓擦，交换进行
6. 搓洗手腕，交换进行

(三) 正确的洗手方法

正确的洗手方法是个人良好卫生习惯的重要内容之一,能有效防止肠道病毒的传播。在与患者接触后,触摸眼、口、鼻前,打喷嚏或咳嗽后,如厕后,带口罩前及摘口罩后,接触公共设施如扶手、门柄、电梯按钮、公用电话后,从外面回家后等均应及时洗手。推荐较合理的五步洗手法:湿、搓、冲、捧、擦。

五步洗手法

(一) 湿:在水龙头下把手淋湿,擦上肥皂或洗手液。

(二) 搓:手心、手背、指缝相对搓揉20秒。

1. 掌心相对,手指并拢相互摩擦;
2. 手心对手背沿指缝相互搓擦,交换进行;
3. 掌心相对,双手交叉沿指缝相互摩擦;
4. 一手握另一手大拇指旋转搓擦,交换进行;
5. 弯曲各手指关节,在另一手掌心旋转搓擦,交换进行;
6. 搓洗手腕,交换进行。

(三) 冲:用清水把手冲洗干净。

(四) 捧:用清水将水龙头冲洗干净,再关闭水龙头。

(五) 擦:用干净的毛巾/纸巾擦干或烘干机烘干。

第七章

祖国吹响号角

高度重视

近年来,在党中央、国务院正确领导下,地方各级人民政府认真贯彻“预防为主”的卫生工作方针,大力加强公共卫生服务体系建设,疾病预防控制能力不断增强。广大医疗卫生工作者付出了艰苦的努力,有效控制了重大传染病的流行蔓延,全国的传染病疫情保持基本平稳的态势。但是,在局部地区依然不断出现传染病暴发和流行

温家宝总理重要讲话

5月7日,国务院总理温家宝主持召开国务院常务会议。

会议强调对各类传染病实行依法防治、科学防治,做到早发现、早诊断、早报告、早治疗,有效阻断传播途径,防止蔓延。

要集中力量,按照统一部署,做好手足口病防控工作。

的情况，特别是随着气候异常现象增多和大量人口流动，传染病暴发流行的因素也在不断增加。今春以来，我国部分县市先后出现了手足口病、甲肝、麻疹等传染病的暴发和流行，给当地人民群众的生命安全和身体健康带来很大威胁。春夏之交正是传染病的高发季节，肠道传染病、自然疫源性及虫媒传染病发生和传播的机率将会大大增加。各级医疗卫生部门和广大医疗卫生工作者都要以对人民群众高度负责的精神，全力以赴地投入到防病治病工作中去，有效预防控制各类传染病的发生和流行，保护人民群众生命安全和身体健康，保障2008年北京奥运会、残奥会的顺利举行，切实维护社会稳定。

全力应对

2008年4月23日，受卫生部委派在阜阳开展流行病学调查和现场防治工作的专家组，向卫生部正式报告，确诊阜阳疫情主要是由肠道病毒EV71感染所致的手足口病。

当日，卫生部召开党组会议，专题研究部署手足口病的医疗救治、疾病监测、卫生防疫健康宣传等工作，并成立了疫情防控工作组。4月25~27日，陈竺部长率工作组赴安徽阜阳，现场了解、指导疫情防控工作。卫生部于4月29日印发《卫生部办公厅关于加强手足口病等肠道感染性疾病防控工作的通知》，要求全国各级卫生部门加强对手足口病等肠道感染性疾病防控工作的领导,完善防控工作方案,强化重症病例临床救治,加强日常主动监测,组织专业人员培训,大力整治环境卫生,积极开展健康宣教和媒体应对工作,并印发《医疗机构手足口病防控工作指南》和《疾病预防控制机构手足口病防控工作指南》,用于指导各地防控工作。近日,卫生部又增派16名专家和医务人员赴安徽指导参与疫情防控工作,并向安徽省划拨专款用于疫情处置。

5月2日，卫生部赴阜阳手足口病防治工作组听取了安徽省及阜阳市手足口病防治工作的汇报。工作组到达当天迅速做出决定,从上海紧急抽调儿科临床医务人员支援阜阳；从中国疾病预防控制中心调集仪器设备和相关技术人员，帮助阜阳迅速建立实验室检测平台,开展手足口病的实验室诊断。目前,卫生部已从全国选派57名专家和医务人员支援阜阳的疾病防治工作。同时,工作组还将安排全国的优势力量开展肠道病毒EV71基因测序工作,为进一步开展手足口病防控工作提供科学依据。

安徽阜阳手足口病防治取得阶段性重要成效。

新华网北京5月11日电 记者从卫生部了解到,近日,安徽阜阳手足口病的疫情趋于平缓，救治工作取得明显成效,新发病例明显减少,从5月2日至5月10日,已连续无新增死亡病例，绝大多数重症患者得到成功救治，疫情呈现稳中有降的态势。

5月3日,卫生部成立手足口病防控工作领导小组,加强手足口病防控工作,陈竺同志任组长,高强、马晓伟、刘谦同志任副组长。领导小组下设4个工作小组,分别为综合协调组、疫情防控组、医疗救治组和新闻宣传组。各小组已经启动相关工作。

党中央、国务院十分重视这次发生的手足口病疫情。5月7日，国务院总理温家宝主持召开国务院常务会议，听取卫生部关于大力开展夏季爱国卫生运动、加强传染病防治工作的汇报，会议强调，夏季是传染病高发季节，大力开展爱国卫生运动，加强传染病防治工作，对于提高人民群众健康水平，促进经济社会发展，具有重要意义。各地区、各有关部门要高度重视，坚持以人为本，把维护人民群众健康放在第一位。一要大力开展爱国卫生运动，动员和组织基层单位和群众搞好环境卫生，加强食品卫生监管，防止病毒性传染病和食源性传染病发生。二要广泛宣传普及预防疾病的卫生知识，引导群众正确认识疫病，养成良好卫生习惯。三要对各类传染病实行依法防治、科学防治，做到早发现、早诊断、早报告、早治疗，有效阻断传播途径，防止蔓延。当前，要集中力量，按照统一部署，做好手足口病防控工作。5月10日至12日，温家宝总理在河南南阳考察时指出：手足口病是一种可防、可控、可治的疾病，一定能治好，关键还是要搞好卫生。

卫生部对此也作出了具体部署。目前，手足口病防治工作正有条不紊地开展，各地各级政府相关部门正调集一切力量配合。下一步要加大工作力度，切实做好防治工作，强化各项措施的落实，尽最大的努力降低病死率，控制疫情扩散。要从讲政治、顾大局的高度，进一步增强防控工作的紧迫感和责任感，以对人民健康和生命安全高度负责的态度，以防治“非典”的精神和干劲，真抓实干，扎实工作，确保人员到位、意识到位、措施到位，领导干部要深入一线，靠前指挥，及时发现和解决问题。继续做好临床救治、疾病控制、重症筛选等工作，实行医疗机构分级分层的救治体制，实行重症病例的筛选、巡视工作，进一步强化疫情监测报告，强化疫情网络直报，及时做好信息发布；加强科学研究，做好病原学的分析和研究，为疾病防控决策提供科学的依据；广泛地开展卫生整治工作，大力开展爱国卫生运动，加强对餐饮、饮用水的卫生监督，加大对公共场所卫生监督检查的力度；采取多种形式，全面科学地宣传和普及传染病防治知识，提高人民群众的自我防护意识。

据《文汇报》2008 年 5 月 14 日报道，截至 2008 年 5 月 11 日 24 时，上海市今年累计报告手足口病病例 3665 例，无重症和死亡病例发生，手足口病患者绝大部分已痊愈。

“借问瘟君欲何往，纸船明烛照天烧”。只要我们大家努力，科学防治，任何瘟神都会被送走的，SARS 如此，禽流感如此，由 EV71 引发的手足口病也不会气焰嚣张几时的。

亮剑，祖国的号角已经吹响！

附件 1

卫生部关于将手足口病纳入法定传染病管理的通知

各省、自治区、直辖市卫生厅局，新疆生产建设兵团卫生局，中国疾病预防控制中心：

手足口病是世界范围广泛流行的传染病，多发生于5岁以下婴幼儿，重症病例死亡率较高，危害严重。近年来，我国部分地区先后发生由肠道病毒71型感染引发的手足口病疫情，个别地方出现因中枢神经系统、呼吸系统损害导致的少数患儿死亡，引起社会的广泛关注。

根据《中华人民共和国传染病防治法》有关规定，为加强手足口病防治工作，经研究，决定将手足口病列入《中华人民共和国传染病防治法》规定的丙类传染病进行管理。现就有关问题通知如下。

一、各地要加强对手足口病的监测和报告。各医疗机构要严格按照《手足口病预防控制指南》中规定的病例判定标准进行病例的诊断。发现手足口病患者时，要按照《传染病信息报告管理规范》的要求，在《中华人民共和国传染病报告卡》中“其他法定管理以及重点监测传染病”一栏中填报该病，实行网络直报的医疗机构应于24小时内进行网络直报，未实行网络直报的医疗机构应于24小时之内寄送出传染病报告卡。

在重点地区和高发季节，要加大对手足口病的监测力度和重症病例的主动搜索工作。中国疾病预防控制中心要制定和完善相关监测方案，组织开展系统的哨点监测，以掌握我国手足口病的流行病学特点、病原分布及变迁情况。

二、认真做好手足口病重症病例的临床救治工作。各级各类医疗机构要按照《医疗机构手足口病诊疗技术指南》中规定的治疗原则规范地开展救治工作，最大限度地提高重症患者的救治成功率，降低死亡率。

三、加强卫生专业人员的培训工作。各地要组织对医疗机构和疾病预防控制机构专业人员进行手足口病防治技术的强化培训，提高其早期发现、诊断、治疗和实验室检测工作水平。

四、各级卫生行政部门要加强与教育等有关部门的联系，密切配合，依法开展手足口病防治工作。要重点在中小学、托幼机构、医疗机构等场所开展手足口病防治知识的健康教育，倡导建立良好的个人卫生习惯，防止疫情传播和蔓延。

五、做好手足口病疫情的发布工作。各省、自治区、直辖市卫生行政部门要按照《卫生部法定传染病疫情和突发公共卫生事件信息发布方案》的规定，及时、准确地发布辖区内的法定传染病疫情和突发公共卫生事件信息，确保公众的知情权。

六、加强应用性科学研究。各级卫生行政部门要积极支持有关防治机构和科研机构进行科研攻关，在发病机理、疫苗和快速检测试剂研发等方面开展深入研究，为进一步完善我国手足口病防治技术方案和措施提供科学依据。

附件2

卫生部办公厅关于加强手足口病等肠道病毒感染性疾病防控工作的通知

各省、自治区、直辖市卫生厅局,新疆生产建设兵团卫生局:

近期,我国一些地区出现肠道病毒71型感染(EV71)引发的手足口病疫情,患者多为婴幼儿。目前,个别地方出现少数患儿因中枢神经系统、呼吸系统和循环系统损害,经全力抢救无效死亡。

肠道病毒型别多。传播途径不容易完全切断,隐性感染和不典型病例比例高。EV71等部分肠道病毒感染性疾病没有疫苗和特异性预防及治疗方法。根据以往境内外手足口病疫情防控经验及肠道病毒季节性感染特点,预计全国在6、7月份手足口病等肠道病毒感染性疾病将出现发病高峰,重症病例和死亡病例仍会出现。

为做好手足口病、急性出血性结膜炎等肠道病毒感染性疾病防控工作,现将有关事项通知如下。

一、加强领导,提高认识,增强防控工作紧迫感

地方各级卫生行政部门要高度重视手足口病等肠道病毒类传染病防控工作,牢固树立责任意识和大局意识,建立行之有效的防控工作责任制,在当地人民政府的统一领导下,采取切实有力措施,周密部署,统筹安排,认真做好辖区内肠道病毒类传染病等突发公共卫生事件的防控工作,严防重大传染病疫情发生。

二、完善防控工作方案,落实各项防控措施

地方各级卫生行政部门要依据我部印发的《医疗机构手足口病诊疗技术指南(试行)》和《疾病预防控制机构手足口病防控指南(试行)》,编制本地区的手足口病防控工作方案。要提前做好各项技术、物资和人力储备,注意把各项防控措施落到实处。在收到疫情报告后,要采取切实有力措施,及早进行干预,争取在最短时间内将疫情在最小的范围内扑灭。

三、加强手足口病重症病例临床救治工作

地方各级卫生行政部门要根据辖区内手足口病等肠道病毒感染性疾病流行情况,应用手足口病诊疗技术指南和防控工作指南指导防控工作。同时,要认真研究分析手足口病等肠道病毒致病的临床特点和病程规律,及时总结救治经验,尽早发现重症患者,着力提高手足口病重症病例诊疗水平,最大限度地提高救治成功率,降低因病致死人数。

四、加大监测工作力度,做到及时发现、及时报告

地方各级卫生行政部门要高度重视手足口病等肠道传染病的监测和报告工作,建立并完善监测和报告体系。在重点地区和高发季节,要加大对手足口病等肠道病毒疫情的监测力度和重症病例的主动搜索工作。在发现手足口病患者时,要在规定时限内向相关单位报送信息。出现手足口病疫情暴发的地区,必须启动每日疫情报告制度。

五、认真开展医疗、疾控机构专业人员培训

地方各级卫生行政部门要切实加强医疗机构医务人员和疾控机构专业人员手足口病等肠道传染病防控知识培训力度,注重培训效果,确保培训质量。通过开展分类别、多层次的培训,切实提高其应对手足口病等肠道传染病疫情的应急处置能力。

六、大力开展爱国卫生运动,强化公众科学宣传教育

地方各级卫生行政部门要向当地人民政府提出建议,在辖区内大力开展爱国卫生运动,认真治理环境卫生,切实加强食品及饮用水安全,减少肠道病毒感染性疾病的发生。同时,要面向社会群众深入开展手足口病等肠道病毒感染性疾病的防控知识宣传,引导群众养成良好的个人卫生习惯。

七、做好应急风险沟通,保障社会稳定

地方各级卫生行政部门要高度重视手足口病疫情发生后的应急风险沟通工作,在当地人民政府的领导下,早作预案,争取新闻宣传的主动权,及时、客

观发布疫情信息和预防知识,正确引导舆论,安抚群众,切实保障社会稳定。

八、加强应用科学研究,积极推广防控新技术

地方各级卫生部门要积极支持各高校、科研院所、社会团体组织力量进行联合攻关,加强抗病毒药物和疫苗的研发,分析重症病例出现的原因,提高医疗救治水平,降低病死率,不断完善防控、医疗救治措施。对于切实可行的防控新技术要大力进行推广应用。

特此通知。

附件3

手足口病预防控制指南(2008年版)

手足口病(Hand-foot-mouth disease, HFMD)是由多种肠道病毒引起的常见传染病,以婴幼儿发病为主。大多数患者症状轻微,以发热和手、足、口腔等部位的皮疹或疱疹为主要特征。少数患者可并发无菌性脑膜炎、脑炎、急性弛缓性麻痹、呼吸道感染和心肌炎等,个别重症患儿病情进展快,易发生死亡。少年儿童和成人感染后多不发病,但能够传播病毒。引起手足口病的肠道病毒包括肠道病毒71型(EV71)和A组柯萨奇病毒(CoxA)、埃可病毒(Echo)的某些血清型。EV71感染引起重症病例的比例较大。肠道病毒传染性强,易引起暴发或流行。为指导各地做好手足口病的预防控制,制定本指南。

一、目的

(一) 指导医疗机构、疾病预防控制机构开展肠道病毒病的疫情报告和监测;

(二) 指导疾病预防控制机构开展流行病学调查和实验室检测;

(三) 指导疾病预防控制机构、医疗机构开展公众预防和疫情应急处置。

二、病原学

引起手足口病的主要为小 RNA 病毒科、肠道病毒属的柯萨奇病毒(Coxasckie virus) A 组 16、4、5、7、9、10 型, B 组 2、5、13 型;埃可病毒(ECHO viruses)和肠道病毒 71 型(EV71),其中以 EV71 及 Cox Al6 型最为常见。

肠道病毒适合在湿、热的环境下生存与传播,对乙醚、去氯胆酸盐等不敏感,75%酒精和 5%来苏亦不能将其灭活,但对紫外线及干燥敏感。各种氧化剂(高锰酸钾、漂白粉等)、甲醛、碘酒都能灭活病毒。病毒在 50℃可被迅速灭活,但 1mol 浓度二价阳离子环境可提高病毒对热灭活的抵抗力,病毒在 4℃可存活 1 年,在-20℃可长期保存,在外环境中病毒可长期存活。

三、流行病学

(一) 流行概况

手足口病是全球性传染病, 世界大部分地区均有此病流行的报道。1957 年新西兰首次报道该病。1958 年分离出柯萨奇病毒,1959 年提出手足口病命名。早期发现的手足口病的病原体主要为 Cox A16 型,1969 年 EV71 在美国被首次确认。此后 EV71 感染与 Cox A16 感染交替出现,成为手足口病的主要病原体。

20 世纪 70 年代中期,保加利亚、匈牙利相继暴发以中枢神经系统为主要临床特征的 EV71 流行,1975 年保加利亚报告病例 750 例, 其中 149 人致瘫,44 人死亡。1994 年英国发生一起由 Cox A16 引起的手足口病暴发,患者大多为1~4岁婴幼儿，大部分病人症状较轻。英国1963年以来的流行病学数据显示，手足口病流行的间隔期为2~3年。20世纪90年代后期，EV71开始在东亚地区流行。1997年马来西亚发生了主要由EV71引起的手足口病流行，4~8月共有2628人发病，4~6月有29例病人死亡。

我国于1981年上海首次报道本病，此后，北京、河北、天津、福建、吉林、山东、湖北、青海和广东等10几个省份均有本病报道。1983年天津发生Cox A16引起的手足口病暴发，5~10月间发生了7 000余病例。经过2年低水平散发后，1986年再次暴发。1995年武汉病毒研究所从手足口病人中分离出EV71，1998年深圳市卫生防疫站也从手足口病患者标本中分离出EV71。

1998年，我国台湾地区发生EV71感染引起的手足口病和疱疹性咽峡炎流行，监测哨点共报告129 106例病例。当年共发生重症病人405例，死亡78例，大多为5岁以下的幼儿。重症病例的并发症包括脑炎、无菌性脑膜炎、肺水肿或肺出血、急性软瘫和心肌炎。

手足口病流行无明显的地区性。一年四季均可发病，以夏秋季多见，冬季的发病较为少见。该病流行期间，可发生幼儿园和托儿所集体感染和家庭聚集发病现象。肠道病毒传染性强、隐性感染比例大、传播途径复杂、传播速度快，在短时间内可造成较大范围的流行，疫情控制难度大。

（二）传染源和传播途径

人是肠道病毒的唯一宿主，患者和隐性感染者均为本病的传染源。肠道病毒主要经粪–口和/或呼吸道飞沫传播，亦可经接触病人皮肤、粘膜泡疹液而感染。是否可经水或食物传播尚不明确。发病前数天，感染者咽部与粪便就可检出病毒，通常以发病后一周内传染性最强。

病人粪便、疱疹液和呼吸道分泌物及其污染的手、毛巾、手绢、牙杯、玩具、食具、奶具、床上用品、内衣以及医疗器具等均可造成本病传播。

易感性　人对肠道病毒普遍易感，显性感染和隐性感染后均可获得特异性免疫力，持续时间尚不明确。病毒的各型间无交叉免疫。各年龄组均可感染发病，但以≤3岁年龄组发病率最高。

四、病例定义

(一) 临床诊断病例

急性起病，发热，手掌或脚掌部出现斑丘疹和疱疹，臀部或膝盖也可出现皮疹。皮疹周围有炎性红晕，疱内液体较少；口腔粘膜出现散在的疱疹，疼痛明显。部分患儿可伴有咳嗽、流涕、食欲不振、恶心、呕吐和头疼等症状。

重症病例：1.有手足口病的临床表现的患者，同时伴有肌阵挛，或脑炎、急性迟缓性麻痹、心肺衰竭、肺水肿等。2.手足口病流行地区的婴幼儿虽无手足口病典型表现，但有发热伴肌阵挛，或脑炎、急性迟缓性麻痹、心肺衰竭、肺水肿等。

(二) 实验室诊断病例

临床诊断病例符合下列条件之一，即为实验室诊断病例。

1. 病毒分离

自咽拭子或咽喉洗液、粪便或肛拭子、脑脊液或疱疹液以及脑、肺、脾、淋巴结等组织标本中分离到肠道病毒。

2. 血清学检验

病人血清中特异性 IgM 抗体阳性，或急性期与恢复期血清 IgG 抗体有 4 倍以上的升高。

3. 核酸检验

自病人血清、脑脊液、咽拭子或咽喉洗液、粪便或肛拭子、脑脊液或疱疹液以及脑、肺、脾、淋巴结等组织标本等标本中检测到病原核酸。

五、疫情报告

(一) 自 2008 年 5 月 2 日起,手足口病纳入丙类传染病管理

各级各类医疗机构要按照《中华人民共和国法定传染病防治法》和《传染病信息报告管理规范》的有关规定,对符合上述病例定义的手足口病病例进行报告。

(二) 报告内容与方法

发现手足口病患者时,要在《中华人民共和国法定传染病报告卡》中“其他法定管理及重点监测传染病”一栏中填报该病。实行网络直报的医疗机构应于 24 小时内进行网络直报。未实行网络直报的医疗机构应于 24 小时之内寄送出传染病报告卡。报告病例分“临床诊断病例”和“实验室诊断病例”两

类。如为实验室诊断病例,则应在报告卡片"备注"栏内注明肠道病毒的具体型别,如为重症病例亦应在"备注"中注明"重症"。

(三)局部地区或集体单位发生流行或暴发时,按照《突发公共卫生事件应急条例》、《全国突发公共卫生事件应急预案》、《突发公共卫生事件与传染病疫情监测信息报告管理办法》及有关规定,及时进行突发公共卫生事件信息报告。

(四)报告信息分析和反馈

各级疾病预防控制机构要对疫情报告信息进行逐级审核。县区级疾病预防控制机构应每日浏览并分析监测数据,发现异常升高或病例呈聚集性分布或出现死亡病例,应及时核实并向同级卫生行政部门及上级疾病预防控制机构报告。各级疾病预防控制机构应及时向下级疾控机构及医疗机构反馈疫情分析信息。

六、流行病学调查

发现手足口病报告病例数明显增多、病例呈聚集性分布、重症病例比例较大或出现死亡病例时,应组织开展流行病学调查。调查的主要目的:一是采集相关标本,开展实验室检测,明确病原并进行分型鉴定;二是收集临床资料,以了解不同型别肠道病毒的致病性、毒力、所致疾病临床类型及救治等;三是阐明本次流行/暴发的传播方式及感染的危险因素等,以便制定针对性的预防控制措施;四是评价不同防控策略和措施的有效性。流行病学调查方案和调查表应根据调查目的不同而进行专门设计。

七、实验室检测

(一) 在手足口病高发季节，各省疾控中心要组织开展对手足口病病例的实验室监测

发生本病流行的省份每周至少采集5~10例患者的标本进行检测。如有重症病例，应尽量对所有重症病例进行标本采集及实验室检测。如有暴发疫情应采集部分病例的标本进行病原检测。无检测能力的地区可将标本送至有条件的疾控中心实验室进行检测。采集标本时应注意收集病例的相关信息，填写个案调查表。

(二) 检测结果的报告与反馈

各省每周五将本省已完成实验室检测的病例个案调查表以及检测结果一览表的电子版上传至中国疾控中心疾病控制及应急处理办公室和病毒病所脊灰实验室。中国疾控中心对各地上报结果进行汇总分析后，向各省疾控中心反馈。

联系方式：

电话(传真) 010-63025413，010-63047379，010-83163681

E-mail：cdcjkccb@163.com/zhangyong75@sina.com

八、预防控制措施

手足口病传播途径多，婴幼儿和儿童普遍易感。做好儿童个人、家庭和托

幼机构的卫生是预防本病感染的关键。

(一) 个人预防措施

1. 饭前便后、外出后要用肥皂或洗手液等给儿童洗手,不要让儿童喝生水、吃生冷食物,避免接触患病儿童;

2. 看护人接触儿童前、替幼童更换尿布、处理粪便后均要洗手,并妥善处理污物;

3. 婴幼儿使用的奶瓶、奶嘴使用前后应充分清洗;

4. 本病流行期间不宜带儿童到人群聚集、空气流通差的公共场所,注意保持家庭环境卫生,居室要经常通风,勤晒衣被;

5. 儿童出现相关症状要及时到医疗机构就诊。居家治疗的儿童,不要接触其他儿童,父母要及时对患儿的衣物进行晾晒或消毒,对患儿粪便及时进行消毒处理;轻症患儿不必住院,宜居家治疗、休息,以减少交叉感染。

(二) 托幼机构及小学等集体单位的预防控制措施

1. 本病流行季节,教室和宿舍等场所要保持良好通风;

2. 每日对玩具、个人卫生用具、餐具等物品进行清洗消毒;

3. 进行清扫或消毒工作(尤其清扫厕所)时,工作人员应穿戴手套,清洗工作结束后应立即洗手;

4. 每日对门把手、楼梯扶手、桌面等物体表面进行擦拭消毒;

5. 教育指导儿童养成正确洗手的习惯;

6. 每日进行晨检,发现可疑患儿时,要对患儿采取及时送诊、居家休息的措施;对患儿所用的物品要立即进行消毒处理;

7. 患儿增多时,要及时向卫生和教育部门报告。根据疫情控制需要当地教育和卫生部门可决定采取托幼机构或小学放假措施。

(三) 医疗机构的预防控制措施

1. 疾病流行期间,医院应实行预检分诊,并专辟诊室(台)接诊疑似手足口病人,引导发热出疹患儿到专门诊室(台)就诊,候诊及就诊等区域应增加清洁消毒频次,室内清扫时应采用湿式清洁方式;

2. 医务人员在诊疗、护理每一位病人后,均应认真洗手或对双手消毒;

3. 诊疗、护理病人过程中所使用的非一次性的仪器、物品等要擦拭消毒;

4. 同一间病房内不应收治其他非肠道病毒感染的患儿。重症患儿应单独隔离治疗;

5. 对住院患儿使用过的病床及桌椅等设施和物品必须消毒后才能继续使用;

6. 患儿的呼吸道分泌物和粪便及其污染的物品要进行消毒处理;

7. 医疗机构发现手足口患者增多或肠道病毒感染相关死亡病例时,要立即向当地卫生行政部门和疾控机构报告。

附件 4

肠道病毒(EV71)感染诊疗指南(2008 年版)

肠道病毒 EV71 感染多发生于学龄前儿童，尤以 3 岁以下年龄组发病率最高。可引起手、足、口腔等部位的斑丘疹、疱疹，个别患者可引起脑炎、脑脊髓炎、脑膜炎、肺水肿、循环衰竭等。传染源为现症患者和隐性感染者，主要通过人群消化道、呼吸道和分泌物密切接触等途径传播。

一、临床表现

(一) 一般病例表现

急性起病，发热，口腔粘膜出现散在疱疹，手、足和臀部出现斑丘疹、疱疹，疱疹周围有炎性红晕，疱内液体较少。可伴有咳嗽、流涕、食欲不振、恶心、呕吐、头痛等症状。部分病例仅表现为皮疹或疱疹性咽峡炎。预后良好，无后遗症。

(二) 重症病例表现

少数病例(尤其是小于 3 岁者)可出现脑炎、脑脊髓炎、脑膜炎、肺水肿、循环衰竭等。

1. 神经系统：精神差、嗜睡、头痛、呕吐、易惊、肢体抖动、无力或瘫痪；查体可见脑膜刺激症、腱反射减弱或消失；危重病例可表现为频繁抽搐、昏迷、脑水肿、脑疝；

2. 呼吸系统：呼吸浅促、困难，呼吸节律改变，口唇紫绀，口吐白色、粉红色或血性泡沫液(痰)；肺部可闻及痰鸣音或湿罗音；

3. 循环系统：面色苍白，心率增快或缓慢，脉搏浅速、减弱甚至消失，四肢发凉，指(趾)发绀，血压升高或下降。

二、实验室检查

(一) 末梢血白细胞

一般病例白细胞计数正常，重症病例白细胞计数可明显升高。

(二) 血生化检查

部分病例可有轻度 ALT、AST、CK-MB 升高，重症病例血糖可升高。

(三) 脑脊液检查

外观清亮，压力增高，白细胞增多(危重病例多核细胞可多于单核细胞)，蛋白正常或轻度增多，糖和氯化物正常。

(四) 病原学检查

特异性 EV71 核酸阳性或分离到 EV71 病毒。

(五) 血清学检查

特异性 EV71 抗体检测阳性。

三、物理学检查

(一) 胸片

可表现为双肺纹理增多,网格状、点片状、大片状阴影,部分病例以单侧为著,快速进展为双侧大片阴影。

(二) 磁共振

以脑干、脊髓灰质损害为主。

(三) 脑电图

部分病例可表现为弥漫性慢波,少数可出现棘(尖)慢波。

(四) 心电图

无特异性改变。可见窦性心动过速或过缓,ST-T 改变。

四、临床诊断

在流行季节发病,常见于学龄前儿童,婴幼儿多见。

(一) 诊断依据

1. 以发热、手、足、口、臀部出现斑丘疹、疱疹为主要表现,可伴有上呼吸道感染症状。

2. 部分病例仅表现为手、足、臀部皮疹或疱疹性咽峡炎。

3. 重症病例可出现神经系统受累、呼吸及循环衰竭等表现,实验室检查可有末梢血白细胞增高、血糖增高及脑脊液改变,脑电图、核磁共振、胸部 X 线检查可有异常。

(二) 确诊依据

在临床诊断基础上,EV71 核酸检测阳性、分离出 EV71 病毒或 EV71IgM 抗体检测阳性,EV71IgG 抗体 4 倍以上增高或由阴性转为阳性。

五、留观或住院指征

(一) 留观指征

3 岁以下婴幼儿,具备以下情况之一者需留观。乡镇卫生院如发现符合留观指征患者,应立即将其转至县级以上医疗机构。

1. 发热伴手、足、口腔、肛周皮疹,病程在 4 天以内;

2. 疱疹性咽峡炎,外周血白细胞计数增高;

3. 发热、精神差。

(二) 住院指征

具备以下情况之一者需住院,应立即将其转至指定医疗机构。

1. 精神差/嗜睡、易惊、烦躁不安;

2. 肢体抖动或无力、瘫痪;

3. 面色苍白、心率增快、末梢循环不良;

4. 呼吸浅促或胸片提示肺水肿、肺炎。

六、小儿危重患者的早期发现

具有以下特征的患者有可能在短期内发展为危重病例,更应密切观察病情变化,开展必要的辅助检查,有针对性地做好救治工作。

（一）年龄小于 3 岁；

（二）持续高热不退；

（三）末梢循环不良；

（四）呼吸、心率明显增快；

（五）精神差、呕吐、抽搐、肢体抖动或无力；

（六）外周血白细胞计数明显增高；

（七）高血糖；

（八）高血压或低血压。

七、临床治疗

按临床表现主要包括 4 个阶段的治疗。

（一）手足口病/疱疹性咽峡炎阶段

1. 一般治疗：注意隔离，避免交叉感染，适当休息，清淡饮食，做好口腔和皮肤护理；

2. 对症治疗：发热、呕吐、腹泻等给予相应处理。

（二）神经系统受累阶段

该阶段患者出现神经系统症状和体征，如头痛、呕吐、精神差、易激惹、嗜睡、肢体无力、肌阵挛、抽搐或急性迟缓性麻痹等。

1. 控制颅内高压：限制入量，给予甘露醇 0.5~1.0g/kg/次，每 4~8 小时一次，20~30min 静脉注射，根据病情调整给药间隔时间及剂量，必要时加用速尿；

2. 静脉注射免疫球蛋白,总量2g/kg,分2~5天给予;

3. 酌情应用糖皮质激素治疗,参考剂量:甲基强地松龙1~2mg/(kg·d);氢化可的松3~5mg/(kg·d);地塞米松0.2~0.5mg/(kg·d),分1~2次。重症病例可给予短期大剂量冲击疗法;

4. 其他对症治疗:如降温、镇静、止惊(安定、鲁米那钠、水合氯醛等);

5. 严密观察病情变化,密切监护,注意严重并发症。

(三) 心肺衰竭阶段

在原发病的基础上突然出现呼吸急促、面色苍白、发绀、出冷汗、心率快、吐白色或粉红色血性泡沫样痰、出现肺部罗音增多、血压明显异常、频繁的肌阵挛、惊厥和/或意识障碍加重等以及高血糖、低氧血症、胸片异常明显加重或出现肺水肿表现。

1. 保持呼吸道通畅,吸氧;

2. 确保两条静脉通道的畅通,监测呼吸、心率、血压和血氧饱和度;

3. 呼吸功能障碍时,及时气管插管使用正压机械通气,建议小儿患者呼吸机初调参数:吸入氧浓度80%~100%,PIP20~30cmH$_2$O,PEEP4~8cmH$_2$O,f 20~40次/分,潮气量6~8ml/kg左右。以后根据血气随时调整呼吸机参数;

4. 在维持血压稳定的情况下,限制液体入量;

5. 头肩抬高15~30度,保持中立位;插胃管、导尿(禁止压迫膀胱排尿);

6. 药物治疗

6.1 应用降颅压药物；

6.2 应用糖皮质激素治疗，必要时给予冲击疗法；

6.3 静脉注射免疫球蛋白；

6.4 血管活性等药物的应用：根据血压、循环的变化可选用多巴胺、多巴酚丁胺、米力农等药物；酌情应用强心、利尿药物治疗；

6.5 果糖二磷酸钠或磷酸肌酸静注；

6.6 抑制胃酸分泌：可静脉应用西咪替丁、洛赛克等；

6.7 退热治疗；

6.8 监测血糖变化，必要时可皮下或静脉注射胰岛素；

6.9 惊厥时给予镇静药物治疗；

6.10 有效抗生素防治肺部细菌感染；

6.11 保护重要脏器功能。

（四）生命体征稳定期

经抢救后生命体征基本稳定，但仍有病人留有神经系统症状和体征。

1. 做好呼吸道管理，避免并发呼吸道感染；

2. 支持疗法和促进各脏器功能恢复的药物；

3. 功能康复治疗或中西医结合治疗。

附件5

手足口病实验室检测方案(试行)

为规范手足口病的标本采集、运送及实验室检测操作程序,提高检测准确性,从而为手足口病的明确诊断和相关实验研究提供可靠的依据,特制定本方案。

手足口病的实验室检测原则和程序

手足口病的诊断一般是通过采集适当的临床标本后进行病毒分离和病毒鉴定,如果没有采到合适的临床标本,或无法进行病毒分离,也可以通过血清学检测(如中和实验)来检测血清中的中和抗体,或直接从临床标本中检测病毒的核酸来诊断。

一般是由省级病毒实验室进行病毒的分离,暴发疫情范围较大时,国家参比实验室也可以提供技术支持。病毒分离成功后,送至国家参比实验室进行鉴定或复核,同时对全国手足口病的病原进行病毒学监测。国家参比实验室接到标本后,在30日内将结果反馈给省级实验室。

很多血清型的肠道病毒能引起手足口病，不同细胞系对不同病毒的敏感性是有所不同的，而不同时期肠道病毒的流行株也不同。通常用于肠道病毒分离的细胞系为RD细胞（对CA16和EV71敏感）、HEp-2细胞（对某些柯萨奇B组病毒敏感）等，联合使用上述两种或更多细胞（如Vero细胞）有助于分离到更多的肠道病毒。

使用血清型特异性的中和抗血清进行的中和实验是肠道病毒鉴定的基本方法，如果使用了适当的抗血清，实验结果是比较可靠的。因为肠道病毒包括若干个血清型，通常使用组合抗血清进行鉴定，有些组合抗血清已经商品化。

当无法进行病毒分离或得不到适用于病毒分离用的标本时，血清学检测可以为肠道病毒的感染提供一个间接的证据。一般用急性期血清与恢复期血清的检测结果进行比较，抗体滴度呈四倍或以上增高证明有急性感染。但是，无症状的肠道病毒感染也是常见的，所以对检测结果的解释要慎重一些。

为了提高检测速度，也为了辅助中和实验法进行毒株鉴定，最近很多实验室都使用分子生物学方法。目前，用分子生物学方法对肠道病毒进行定型还没有统一的标准，而且要根据检测目的选择使用适用的方法。

检测结果的评价

如果从临床标本中分离到肠道病毒，尤其是分离自脑脊液、疱疹液，那么很可能该病毒就是病因病原。当无法进行病毒分离或未分离到病毒时，血清学诊断方法可以作为病毒感染的间接证据。对于难以分离到的肠道病毒，分子生物学方法如 RT–PCR 是很有用的。肠道病毒有时引起无症状感染，所以实验结果的实际意义应结合临床过程和流行病学资料进行解释。

实验室诊断标准

根据手、足、口等部位典型皮疹即可作出 HFMD 临床诊断，流行病学接触史有助于诊断，临床诊断病例中符合下列之一，即为实验室诊断病例：

1. 患者的粪便标本、咽拭子标本中病毒分离阳性率远高于对照人群；

2. 肠道病毒型特异性中和抗体滴度≥1:256；或恢复期血清中肠道病毒型特异性中和抗体较急性期有 4 倍或 4 倍以上增高；

3. 在病变组织中如疱疹液或脑脊液中分离到病毒；

4. 自患者血清、疱疹液或脑脊液等标本中检测到病原体核酸。

一、标本采集对象

标本采集对象是暴发疫情出现时手足口病的临床诊断病例和病例发病所在社区(村)的临近无病例的社区(村)或托幼机构的 5 岁以下的儿童(作为健康对照人群)。

用于病毒分离的标本包括粪便、咽拭子和疱疹液，如果患者出现神经系统症状，可以采集脑脊液标本。对于血清学诊断，需要在急性期和恢复期采集双份血清标本。临床标本在运输和贮存过程中要避免反复冻融，如果不能确保-20℃的条件，应该在0~8℃运输和保存。标本应冷冻运输，运输时要附有必要的信息，如标本编号、发病日期和标本采集日期。

二、标本种类及采集、运送

(一) 粪便标本

采集病人发病7日内的粪便标本，用于病原检测。粪便标本采集量5~8g/份，采集后立即放入无菌采便管内，4℃暂存立即(12h内)送达实验室，-20℃以下低温冷冻保藏，需长期保存的标本存于-70℃冰箱。

(二) 咽拭子标本

采集病人发病3日内的咽拭子标本，用于病原检测。用专用采样棉签，适度用力拭抹咽后壁和两侧扁桃体部位，应避免触及舌部；迅速将棉签放入装有3~5ml保存液(维持液或生理盐水，推荐使用维持液)的采样管中，在靠近顶端处折断棉签杆，旋紧管盖并密封，以防干燥。4℃暂存立即(12h内)送达实验室，-20℃以下低温冷冻保藏，需长期保存的标本存于-70℃冰箱。

(三) 血清标本

采集急性期(发病0~3d)和恢复期(发病14~30d)双份配对血清用于抗体检测。静脉采集3~5ml全血，置于真空无菌采血管中，自凝后，分离血清，将血清置于-20℃以下冰箱中冷冻保存。

(四) 疱疹液

在手足口病的实验室诊断中，从疱疹液中分离到病毒具有很高的诊断价值,可同时采集多个疱疹作为一份标本。先用75%的酒精对疱疹周围的皮肤进行消毒,然后用消毒针将疱疹挑破用棉签蘸取疱疹液,迅速将棉签放入内装有3~5ml保存液(维持液或生理盐水,推荐使用维持液)的采样管中,在靠近顶端处折断棉签杆,旋紧管盖并密封。所采集标本4℃暂存立即(12h内)送达实验室,−20℃以下低温冷冻保藏,需长期保存的标本存于−70℃冰箱。

(五)脑脊液标本

出现神经系统症状的病例,要采集脑脊液标本,进行病原和抗体检测,从脑脊液中分离病毒也具有很高的诊断价值。采集时间为出现神经系统症状后3天内,采集量为1.0~2.0ml。采集后立即装入无菌带垫圈的冻存管中,4℃暂存立即(12h内)送达实验室,−20℃以下低温冷冻保藏,需长期保存的标本存于−70℃冰箱。

(六)病例密切接触者的标本采集

选择典型病例所在的托幼机构或所在村,以新发病例密切接触者为采样对象,采集单份粪便和血清标本。

(七)健康对照的标本采集

选择患儿发病所在社区(村)的临近无病例的社区(村)或托幼机构。采集5岁以下的儿童单份粪便和血清标本。

三、标本采集注意事项

在手足口病的实验室诊断中,从疱疹液或脑脊液中分离病毒具有很高的诊断价值,但对于不同血清型的肠道病毒,脑脊液中的病毒分离率是大不相同的。用于采集咽拭子的无菌拭子要放在适当的保存液中,如维持液或生理盐水,以防干燥。用于分子生物学诊断的标本采集与病毒分离标本的采集方法一样。为了保证检测结果的准确性和有效性,标本应在病例发病后尽早采集,尽快检测。不能立即检测的标本应冷冻保存。对于血清学诊断,急性期血清应该在发病后尽早采集,恢复期血清在发病两周后采集。

四、实验室检测操作流程

(一) 病毒分离

1. 试剂配置

(1) 细胞的生长液、维持液的配制见下表

生长液及维持液的配制

	生长液(GM)	维持液(MM)
Eagle's 液(MEM)	86.5ml	92.5ml
L-谷氨酰胺 200mM	1.0ml	1.0ml
胎牛血清	10.0ml	2.0ml
7.5% $NaHCO_3$	2.5ml	3.5ml
P.s 溶液*	1.0ml	1.0ml

*表示青霉素及链霉素

(2) 粪便标本的处理液

完全PBS液中加入P.S溶液，终浓度为青霉素500单位/ml，链霉素为500μg/ml。

2. 病毒分离细胞系

许多细胞系可支持人肠道病毒(如EV71、Cox A16)生长。

对于检测手足口病的病原来说，建议所有怀疑含EV71、Cox A16的标本均需接种到以下两种细胞系：

ØRD细胞,来源于人横纹肌肉瘤细胞。

ØHEp-2细胞,来源于人喉癌上皮细胞。

3. 标本的处理

(1) 粪便标本的处理

操作步骤：

1.1 在离心管上标记标本号；

1.2 每管中加入10ml PBS、1g玻璃珠、1ml氯仿；

1.3 在生物安全柜中将每一份粪便标本取大约2g加入标记好的离心管中(确保离心管上的标号与原始标本的标号一致)；

1.4 剩余的原始标本最好留在原容器中,冻存于-20℃；

1.5 确保拧紧离心管,用机械震荡器剧烈震荡20min；

1.6 在确保离心机的盖子盖好和离心桶密封的情况下,用冷冻离心机在

1 500g 条件下离心 20min；

1.7 在生物安全柜中将每一份标本的上清液分别吸入 2 个有外螺旋盖的冻存管中(如果上清液不清澈,应再用氯仿处理一次)；

1.8 一管粪便悬液冻存于-20℃作为备份,另一管存于 4~8℃以备接种。

(2) 疱疹液标本的处理

疱疹液标本通常直接用于病毒分离。

(3) 脑脊液标本的处理

脑脊液标本通常直接用于病毒分离。

(4) 咽拭子标本的处理

咽拭子要在标本运输(保存)液中充分搅动(至少 40 下),以洗下拭子上粘附的病毒及含有病毒的细胞等,然后在 4℃条件下,10 000 rpm 离心 20min,用上清接种到细胞上,如果发现有细菌污染,须用滤器过滤除菌。

4. 接种和观察(病毒分离)

(1) 显微镜下观察单层细胞,以确保细胞是健康的。一个健康的单层细胞会在传代后 3d 左右形成；

(2) 倒掉生长液(GM),换上 1~1.2ml 的维持液(MM)；

(3) 每一份标本需要同时接种 2 支 RD 细胞和 2 支 HEp-2 细胞,正确标记每支细胞培养管(包括标本的编号、日期、传代数)；

(4) 每一种细胞至少标记一管作为阴性对照；

(5) 每支试管接种0.2ml的标本悬液,培养温度要求36℃(对于AHC标本的病毒分离,尤其是EV71的分离培养,强烈建议降低培养温度,一般可为34~35℃);

(6) 使用倒置显微镜每天观察细胞培养管,以观察有特征性的肠道病毒致细胞病变效应(CPE)的出现(如细胞变圆,折光增强并脱离管壁等);

(7) 记录接种管和对照管细胞所发生的变化至少一周, 记录CPE (1+~4+)、提示细胞受毒性反应、老化或污染的影响而发生的变化(1+,<25%; 2+, 25%~50%; 3+, 50%~75%; 4+, 75%~100%);

(8) 如果有特征性的肠道病毒CPE出现,要如实记录,并观察直到75%的细胞发生变化(3+ CPE),然后储藏在-20℃以备二次传代。同一病例的二次传代的病毒分离物可以放到一起用于进一步的鉴定;

(9)第1代培养见可疑细胞病变时继续传代,待细胞病变稳定出现后-20℃或-70℃冻存;

(10) 一代阳性分离物再传二代,如果又有明显的CPE出现,将病毒保存在-20℃冰箱(二代病毒)。因二代病毒滴度高于用一代病毒,所以选用二代病毒进行鉴定。

(11) 如果7d之后没有CPE出现,那么盲传1代继续观察7d。(注意:同一病例标本的细胞培养物不能混在一起再传代,例如:不同细胞的培养物应单独传代);

(12) 盲传2代后,仍然没有出现CPE的,则判定为阴性;

(13) 注意:如果接种后24h内出现CPE,很可能是标本中的非特异性成分导致的毒性反应。取100μl阳性分离物传二代,继续观察;或者在接种标本吸咐1h后用维持液清洗细胞层,可能会降低毒性反应。

(14) 几个概念:

A:毒性反应:如果在接种后1~2d内细胞快速地凋亡,这可能是由于标本中含有毒性物质而导致的非特异性毒性反应。这些已接种标本的试管应在-20℃冻存,融化后取0.2ml接种到同一类型细胞中(此时是第二代)。如果又出现了毒性反应,那么应该取原始标本用PBS稀释10倍,再次接种到同种细胞中。这时应被认为是第一代。

B:微生物污染:由于细菌污染而造成培养液混浊或细胞死亡经常使病毒造成的CPE无法确定或根本无法出现。重新取原始标本,用氯仿处理,按上述步骤重新接种到新鲜细胞上。

C:盲传:有时一周之后传代细胞会老化,甚至细胞对照也出现了病变。这时已接种标本的试管应在-20℃冻存,融化后取0.2ml接种到同一类型的新鲜单层细胞中,再观察7~10d。如果盲传两代后仍然没有产生CPE,那么认为这个标本是阴性的。

5. 病毒分离结果解释

RD细胞支持HFMD的主要病原体——Cox A16和EV71的复制,Cox A16

和 EV71 均能在 RD 细胞培养中引起特殊的肠道病毒致细胞病变效应(CPE),表现为细胞圆缩、分散、胞浆内颗粒增加,最后细胞自管壁脱落。但相同滴度的 Cox A16 和 EV71 在 RD 细胞中生长的速度不同,EV71 的生长速度要快于 Cox A16,表现为 EV71 感染 RD 细胞后出现 CPE 的时间比 Cox A16 早,EV71 接种细胞后出现 CPE 很快,但 Cox A16 一般要经过 2 次以上传代才出现明显的 CPE。

若在使用 RD 细胞分离的同时再增加 HEp-2 细胞,可提高肠道病毒的分离率(分离出其他可能致 HFMD 的病原体,如一些柯萨奇 B 组病毒)。但 Cox A16 和 EV71 在 HEp-2 细胞中均不繁殖。

从 HFMD 患儿的脑脊液、血液、疱疹液等临床标本中分离出病毒有诊断价值,但单从咽拭子或粪便中分离到病毒不能确诊。从有上述临床症状群患者的咽拭子或粪便中重复分离到同一型病毒,且从周围患同样疾病者中也检出相同的病毒,且病毒分离率远高于正常人群,则有诊断的参考价值。

(二) 测定人双份血清标本的中和抗体滴度

比较患者急性期血清与恢复期血清中和抗体滴度,可作为肠道病毒感染的血清学诊断方法,最常用的是中和实验,即用微量板法测定抗体滴度,是目前人肠道病毒抗体检测的最常用方法,该方法精确且具有型特异性。

作为肠道病毒感染的诊断方法之一,可以测定血清(或脑脊液)中肠道病毒中和抗体的滴度,通常用急性期血清与恢复期血清滴度进行比较,抗体滴度4倍或4倍以上增高证明病毒感染。但是,不明显的肠道病毒感染(隐性感染)也很常见,所以在评估检测结果时就要小心一些。在中和实验中,一般要用人肠道病毒参考毒株(即原型株,EV71原型株为BrCr株,Cox A16原型株为G-10株),有时同时(或单独)使用临床分离株会有助于得到更准确的检测结果。

使用对肠道病毒敏感的细胞,如RD细胞。用病毒(血清)稀释液(下面液体配制中的C液,可用维持液代替)稀释血清和制备病毒悬液,因为是用病毒来确定血清(CSF)中抗体的滴度,所以要使用参考病毒(原型株),但有时使用所分离到的毒株(临床分离株)有助于得到更准确的检测结果,当然,分离株的滴度(100 $CCID_{50}$/0.05ml)要事先测定。

中和实验的检测原理:病毒感染敏感靶细胞后,引起细胞形态学变化,出现致细胞病变效应(CPE),特异性中和抗体与病毒结合后,可使病毒颗粒失去感染性,抑制CPE的出现。

1. 液体配制

A液:血清处理液:(100ml 中含下列液体)

MEM	85ml
3% L-谷氨酰胺	1ml
7.5%碳酸氢钠	2ml
胎牛血清	2ml
青、链霉素(各10 000U/ml)	10ml

B液：细胞营养液：(按生长液配方配制,100ml 中含下列液体)

MEM	85ml
3% L–谷氨酰胺	1ml
7.5%碳酸氢钠	2ml
HEPES	1ml
胎牛血清	10ml
青、链霉素(各 10 000U/ml)	1ml

C 液：病毒(血清)稀释液：(按维持液配方配制,100ml 中含下列液体)

MEM	93ml
3% L–谷氨酰胺	1ml
7.5%碳酸氢钠	2ml
HEPES	1ml
胎牛血清	2ml
青、链霉素(各 10 000U/ml)	1ml

2. 攻击病毒 $CCID_{50}$ 滴定和滴度梯度制备

(1) 将增殖后的病毒悬液冻融 3 次,然后在 4℃、12 000rpm 条件下离心 10min,取上清液分装于 2 支冻存管中,每管 1.5ml,一般每管应在一次试验中用完,有剩余者应废弃;

(2) 加 Eagle 液 10 倍系列稀释为 10^{-1} 至 10^{-8} 病毒液,各加入细胞板内,

每孔 50μl,每稀释度 4 孔细胞；

(3) 每孔加细胞悬液 50μl,同时设细胞对照(50μl 稀释液+50μl 细胞悬液), 36℃培养 7d,观察细胞病变；

(4) 按 Behrens–Kärber 公式计算出分离病毒株的 $CCID_{50}$；

$\log CCID_{50} = L - d(S - 0.5)$,其中：

L = 实验中使用的最低稀释度的 log 值；

d = 稀释梯度的 log 值；

S = 终判时阳性部分的总和(即出现 CPE 的细胞孔所占的比例之和)。

(5) 正式试验前应先滴定攻击病毒 2~3 次,取其平均值,求出每 0.05ml 中含 100 $CCID_{50}$ 的病毒载量；

(6) 按照计算好的稀释比例配制攻击病毒,求出试验所需的病毒总量(即 100 $CCID_{50}$/0.05ml)；

(7) 取 3 支小试管,每只加病毒稀释液(液体配制中的 C 液)0.9ml；

(8) 用带滤芯的吸尖(ART 吸尖)吸 0.1ml 已经稀释好的攻击病毒液(即 10 $CCID_{50}$/0.05ml)到第一支小试管中,换另一支 ART 吸尖,轻轻并彻底地混匀,避免产生大量气溶胶,按照此方法依次稀释至 1 $CCID_{50}$/0.05ml 和 0.1 $CCID_{50}$/0.05ml。

3. 稀释血清

(1) 发病 1~3d 内采取患者急性期血清,发病后 2~4 周采取恢复期血清,分别-20℃冻存备检。

(2) 取无菌小试管若干支(每份血清使用一支)置试管架上,每管加血清处理液(上面液体配制中的A液)0.3ml,加待测血清0.1ml,盖紧塞子,震摇混匀,放4℃冰箱过夜,即为1: 4稀释血清。次日56℃、30min灭活。

(3) 打开独立无菌包装48孔组织培养板,纵向使用,每孔加血清稀释液(上面液体配制中的C液)0.3ml,每份血清使用一排,每排4孔。使用移液器取处理过的血清0.1ml加入第一孔(即为1:16),吹吸8~10次,吸0.1ml加入第二孔(即为1:64),依次至1:1 024,血清稀释的过程中不必换吸尖。即每份血清标本进行4倍倍比稀释,即1:4、1:16、1:64、1:256、1:1 024。

(4) 每份血清标本的每个稀释度都要平行做两孔。

4. 病毒中和抗体测定的操作步骤

(1)取一块96孔板横向使用,每块板可以做8份(4对)待测血清,版面设计如下图所示。A1-A2孔(B1-B2、C1-C2、D1-D2、E1-E2、F1-F2、G1-G2、H1-H2)中每孔加入1:1 024稀释度的待测血清0.05ml,不必换吸尖,在A3-A4孔(B3-B4、C3-C4、D3-D4、E3-E4、F3-F4、G3-G4、H3-H4) 中每孔加入1:256稀释度的待测血清0.05ml,A5-A6孔 (B5-B6、C5-C6、D5-D6、E5-E6、F5-F6、G5-G6、H5-H6) 中每孔加入1:64稀释度的待测血清0.05ml,A7-A8孔 (B7-B8、C7-C8、D7-D8、E7-E8、F7-F8、G17-G8、H7-H8) 中每孔加入1:16稀释度的待测血清0.05ml,A9-A10孔 (B9-B10、C9-C10、D9-D10、E9-E10、F9-F10、

G9-G10、H9-H10）中每孔加入 1:4 稀释度的待测血清 0.05ml，A11-A12 孔（B11-B12、C11-C12、D11-D12、E11-E12、F11-F12、G11-G12、H11-H12）为每份待测血清对照孔，每孔中补加稀释液 0.05ml；

（2）上述孔中分别加入病毒 0.05ml（病毒滴度事先已经稀释为 100 $CCID_{50}$/0.05ml）；

（3）盖好盖子后用微量板混匀器混匀，放入 36℃ CO_2 孵箱中孵育 2h；

（4）另取一块 96 孔板纵向使用，做 100 $CCID_{50}$/0.05ml 病毒滴度的核实（每次实验都必须做）。每孔先加病毒稀释液（试剂配制中的 C 液）0.05ml，然后从 0.1 $CCID_{50}$/0.05ml 加起，每孔 0.05ml，每个稀释度 8 孔，不必更换吸尖，一直加至 100 $CCID_{50}$/0.05ml；同时留出 4 孔做为细胞对照孔，每孔加入 0.1ml 病毒稀释液，然后放入 4℃冰箱中暂存；

（5）在孵育期间，用消化液消化细胞，准备细胞悬液，细胞悬液的浓度为 2×10^5 个/ml，每块 96 孔板至少需要准备 10ml；

（6）孵育结束后每个待测血清孔、血清对照孔（待检标本板）和病毒回滴孔和细胞对照孔（病毒回滴板）分别加入 0.1ml 细胞悬液，然后用微量板混匀器混匀，放入 36℃ CO_2 孵箱中孵育培养；

（7）使用倒置显微镜每天观察 CPE，并记录病毒滴定结果，以不产生细胞病变的血清最高稀释度的倒数为终点效价。当 100 $CCID_{50}$/0.05ml 的病毒对照孔出现完全病变时，判定最终结果（约 5~7d）；

(8) 注意：如果病毒对照结果(病毒回滴)不在 32~320 $CCID_{50}$/0.05ml 的范围内,实验无效,就要重复实验。

5. 结果判定

当最高稀释度血清的 2 孔中有 1 孔出现细胞病变，另一孔不出现细胞病变,该稀释度的倒数计即为该血清标本的中和抗体效价;当高稀释度 2 孔完全病变,相邻低稀释度 2 孔完全不病变,则两者平均稀释度的倒数即为该血清标本的中和抗体效价;当两个相邻稀释度血清均出现 1 孔细胞病变,另 1 孔不出现细胞病变，则两者平均稀释度的倒数即为该血清标本的中和抗体效价。

对于 HFMD 的双份血清中和实验结果来说,如果恢复期血清较急性期血清 EV71 或 Cox A16 中和抗体滴度出现 4 倍或 4 倍以上增高即可确诊；如果恢复期血清较急性期血清其它肠道病毒中和抗体滴度出现 4 倍或 4 倍以上增高可证实该肠道病毒感染,是否为病因需要其它相关实验证实;如果单份血清中和抗体滴度大于 1:256 也有诊断意义，血清中和抗体滴度为 1:128 判定为可疑阳性。

(三) 逆转录—聚合酶链反应(RT-PCR)

1. RNA 提取

可使用商业化试剂盒来提取 RNA，如使用 QIAGEN Viral RNA Mini Extraction Kit(CAT：52904)从临床标本或病毒分离培养物中提取病毒 RNA；

(1) 向一支1.5ml离心管中加入560μl的AVL缓冲液(含Carrier RNA);

(2) 再向这支离心管中加入140μl临床标本或病毒分离培养物,充分混匀至少15s;

(3) 室温下(15℃~25℃)放置10min,然后瞬时离心;

(4) 加入560μl纯酒精,充分混匀至少15s,瞬时离心;

(5) 小心加入约630μl的混合溶液至QIAamp柱中(试剂盒附带),将QIAamp柱套在收集管上,然后8 000 rpm离心5s,使液体通过滤膜;

(6) 弃去收集管中的液体,重复第6步骤;

(7) 弃去收集管中的液体,小心加入750μl的AW1缓冲液,8 000 rpm离心5s,使液体通过滤膜;

(8) 弃去收集管中的液体,小心加入750μl的AW2缓冲液,8 000 rpm离心5s,使液体通过滤膜;

(9) 弃去收集管中的液体,13 000 rpm再次离心1min;

(10) 将QIAamp柱放入一支干净的1.5ml的离心管中;

(11) 向膜上加入40μl的EB缓冲液,然后室温下静置2~5min;

(12) 在离心机中以8 000 rpm的速度离心1min,离心下来的液体即为所需的核酸溶液。

2. RT-PCR扩增

(1) 引物序列合成

1) 人肠道病毒(包括EV71、CA16)核酸检测通用引物序列:

PE2(上游): 5′- TCC GGC CCC TGA ATG CGG CTA ATC C -3′

PE1(下游): 5′- ACA CGG ACA CCC AAA GTA GTC GGT CC -3′

2) EV71核酸检测引物序列:

EV71-S(上游): 5′- GCA GCC CAA AAG AAC TTC AC -3′

EV71-A(下游): 5′- ATT TCA GCA GCT TGG AGT GC -3′

3) CA16核酸检测引物序列:

Cox A16-S(上游): 5′-ATT GGT GCT CCC ACT ACA GC-3′

Cox A16-A(下游): 5′-TCA GTG TTG GCA GCT GTA GG-3′

(2) 实验设计

1)在PCR记录纸(实验记录纸)上记录本次实验操作者姓名,实验日期,所鉴定标本的名称以及标本的顺序,与PCR仪排列的顺序一致。

2)标记好加标本和对照的PCR管(阳性对照,阴性对照和试剂对照)。

A: 阳性对照:无感染性的对照RNA。

B: 细胞对照:使用未接种病毒的细胞悬液,最好使用与扩增病毒所用的细胞类型与代数相同的细胞。每一次实验设2个细胞对照。

C: 试剂对照:用去离子水代替标本。

(3) RT-PCR扩增

1) 在冰面上融化病毒标本和各种PCR试剂;

2) 配下列试剂主溶液：

10×PCR Buffer……………………………5.0μl

dNTPs(2.5mM each)………………………2.0μl

上游引物(0.1μg/μl)………………………1.0μl

下游引物(0.1μg/μl)………………………1.0μl

RNA 酶抑制剂(RNasin,40U/μl)……………0.5μl

Taq DNA 聚合酶(5U/μl)……………………0.5μl

AMV 逆转录酶(10U/μl)……………………1.0μl

模板 RNA…………………………………3.0μl

RNase Free dH_2O……………………………36.0μl

50.0μl

3) 在 PCR 仪上进行 RT-PCR 反应,反应步骤如下：

42℃……………………………45min

95℃……………………………3min

95℃……………………………20s ⎫

45℃……………………………25s ⎬ ×32 个循环

72℃……………………………30s ⎭

72℃……………………………10min

4℃……………………………Soak

3. 电泳分析

1) 将已经聚合的3%的琼脂糖凝胶放在电泳装置上;

2) 在帕拉膜(Parafilm)上加上6×电泳载样缓冲液(每个反应需1μl)。再加上5μl的PCR反应产物与之混合;

3) 将电泳缓冲液倒在电泳装置中,用吸尖将样品与载样缓冲液的混合溶液加到孔中;

4) 盖上盖子,接通电源,以10V/cm电压(恒定电压)电泳,大约35~40min,直到溴酚蓝跑到凝胶的底部的时候,停止电泳;

5) 将胶取出,并注意保持凝胶的方向;

6) 在1μg/ml的溴化乙锭溶液中染色15min,——注意:溴化乙锭溶液是有毒、致畸、并且致肿瘤的物质,操作时要更加小心,并戴双层手套。如果储存在避光的容器中,溴化乙锭溶液可以重复使用;

7) 在蒸馏水中涮一下凝胶;

8) 在紫外透射仪下观察PCR产物电泳结果,并照相作记录。

4. 结果解释

通过比较标本的PCR产物与阳性对照的PCR产物在凝胶上的位置以及大小来解释结果。

RT-PCR 实验结果解释表

待检标本 RT-PCR 结果	鉴定结果
所有引物(-)	非肠道病毒(NEV)
EV(+),EV71(-), Cox A16(-)	非 EV71、Cox A16 的其它肠道病毒
EV(+),EV71(+), Cox A16(-)	EV71
EV(+),EV71(-), Cox A16(+)	Cox A16

根据 2006 年 1 月 11 日卫生部制订的《人间传染的病原微生物名录》,柯萨奇病毒、埃可病毒、肠道病毒 71 型和目前分类未定的其他肠道病毒均属于危害程度第三类的病原微生物。因此在保证安全的前提下,对临床和现场的未知样本检测操作可在生物安全 II 级或以上防护级别的实验室进行,涉及病毒分离培养的操作,应加强个体防护和环境保护。

操作粪便、脑脊液和血液等临床标本时要特别注意生物安全,要在 II 级生物安全柜中进行标本处理、病毒分离和病毒鉴定,无脊灰疫苗免疫史的人员要进行脊灰疫苗免疫。

灭活后的血清抗体检测与 PCR 检测可在生物安全 I 级实验室进行。

所有操作应遵守国家相关法律法规。

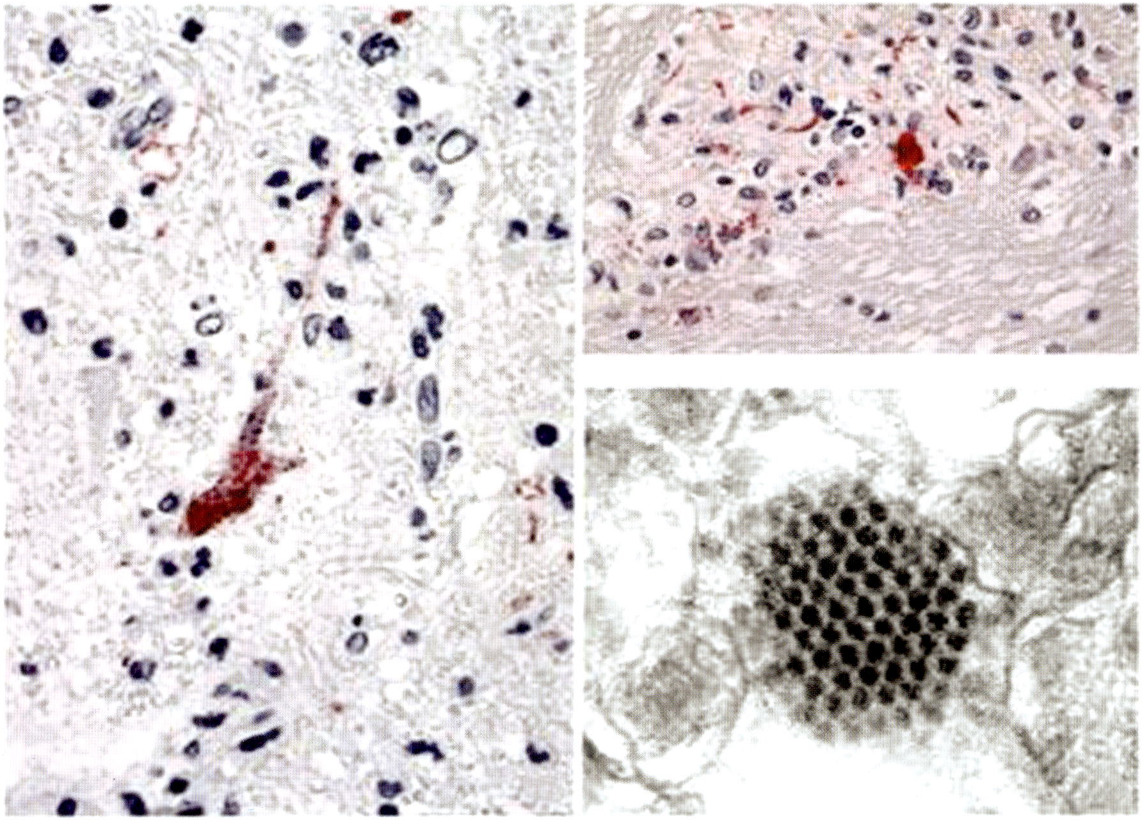

肠道病毒 EV71

该图引自 http://baike.baidu.com/view/1581396.htm

手足口病临床体征的皮肤及黏膜表现

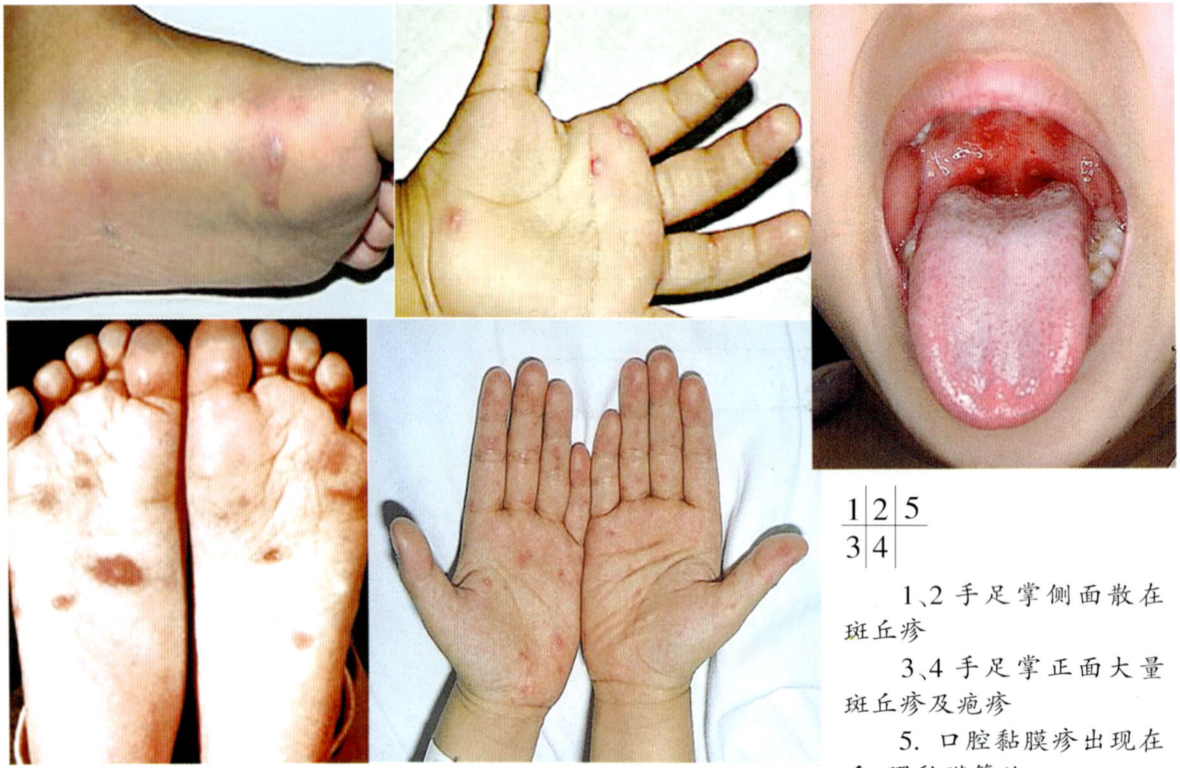

1	2	5
3	4	

1、2 手足掌侧面散在斑丘疹

3、4 手足掌正面大量斑丘疹及疱疹

5. 口腔黏膜疹出现在舌、腭黏膜等处